MALADIES CARDIO-VASCULAIRES

Le Dr. Wighard Strehlow a également publié en allemand :

- Hildegarde de Bingen – Le programme de santé
- Le cancer et l'insuffisance immunitaire
- Les maladies de l'appareil digestif
- Rhumatisme et goutte
- La médecine chez la femme
- Les maladies de la peau
- La Médecine d'Hildegarde de A à Z
- La Médecine d'Hildegarde au quotidien

Photo de couverture : Gerhard Kunze, Constance
Dr. Wighard Strehlow
Hildegarde de Bingen – Le programme de santé
Maladies Cardio – Vasculaires
Édition Strehlow
Allensbach am Bodensee

www.fxdeguibert.com
ISBN : 978-2-7554-0087-8

Dr Wighard Strehlow

MALADIES CARDIO-VASCULAIRES

Hildegarde de Bingen

Le programme de santé

François-Xavier de Guibert
10, rue Mercœur, 75011 Paris

AVERTISSEMENT IMPORTANT

Les positions prises par l'auteur concernant les maladies et leurs traitements divergent parfois de la science médicale généralement admise. Chacun des lecteurs est donc formellement invité à prendre lui même, sous sa propre responsabilité, la décision, dans quelle mesure les méthodes thérapeutiques présentées dans ce livre peuvent constituer pour lui une alternative à la « médecine conventionnelle »

Visitez-nous sur le web :
www.lesjardinsdhildegarde.com

Pour Punkie
et son amour pour la musique

CORPS ET AME

Tôt ou tard, après le premier infarctus, tu vas essayer de trouver une nouvelle orientation pour ta vie et tu vas te poser les questions suivantes :

« Pourquoi cela m'est-il arrivé ? Quelle erreur ai-je commise ? Que puis-je faire pour que cela ne se reproduise plus ? Est-ce qu'il y a des remèdes efficaces pour le cœur, qui me protègeront d'une prochaine catastrophe ? » L'image tout en couleurs, gaies et vives de ces anges rangés en neuf chœurs avec leur force en anneaux, représentent un cœur qui vibre et veut te montrer ce que veut dire : vivre dans le Règne, la Puissance et la Gloire de Dieu.

D'après Sainte Hildegarde, les anges ne sont pas des êtres ailés, qui voltigeraient comme des chauves-souris dans l'espace : c'est une armée du ciel, qu'il te suffit d'appeler par la prière – lorsque tu en as besoin. Ils te libèrent de tout ce qui t'empêche de mener une vie libre et heureuse. Avec eux, tu vas à la victoire divine sur tes habitudes qui te limitent, sur ton passé pesant et sur tes faiblesses. Elles te feront redécouvrir à nouveau ton avenir, auquel tu es destiné. Dis toi toujours : « Je suis libre et appelé à la merveilleuse liberté des enfants de Dieu, car je suis un enfant de Dieu ! »

Notre système nerveux est en contact, jour et nuit, avec ce centre de force vibrant, de ces couleurs, gaies et vives, qui transportent cette énergie vitale à travers tout l'univers. Pas un seul organe, pas une seule cellule, ne peut vivre sans cette énergie. Toutes les cellules de notre corps sont reliées à ce flux d'énergie. Notre cœur bat dans le rythme de cette puissance.

Le centre blanc t'invite à oser une vie pleine d'enthousiasme de façon extraordinaire sous la protection puissante des anges. Places-toi dans ce centre et les forces de ton âme deviendront prodigieuses et illimitées. Tu ne pourras pas faire autrement que de guérir ! Tu es lié au noyau central des séraphins. Le mot *séraph* est hébreu et signifie : l'amour de Dieu brûlant, ardent, fervent et purifiant.

Les Chérubins y veillent, présentés ici par l'œil de Dieu, le symbole de la science universelle et la sagesse de Dieu. Cette énergie te donne le pouvoir de guérir, ouvre ta créativité et ton inspiration.

Les sept autres champs d'énergie symbolisent le potentiel, l'existence humaine. L'anneau externe des anges représente le corps lié à l'âme invisible et matérialisé ici par les archanges.

Le corps et l'âme communiquent vers l'intérieur et vers l'extérieur avec nos cinq sens que nous reconnaissons dans les cinq autres lignes de puissance.

Sainte Hildegarde décrit 35 remèdes d'origine spirituels pour le cœur. Nous les retrouvons dans ce champ d'énergie depuis le n° 1, l'amour de Dieu jusqu'au n° 35, la joie de vivre. Ils nous libèrent des 35 cercles de problèmes et faiblesses de notre âme, qui nous éprouvent et affaiblissent notre cœur. Le cœur affaibli a avant tout besoin de remèdes forts, décrits dans ce livre : ils sont à notre disposition en quantité surabondante dans notre âme et dans la nature autour de nous.

Guérir de façon alternative

Le Dr. Wighard Strehlow, Docteur en Sciences et Naturothérapeute, est « la référence » dans le domaine de la médecine hildegardienne qu'il pratique depuis 20 ans. Depuis 1993, il dirige le premier centre de cure hildegardien, situé au bord du Lac de Constance, et dans lequel la science médicale hildegardienne est pratiquée avec succès. Les semaines de la santé consacrées aux problèmes médicaux les plus importants ainsi qu'aux méthodes curatives permettant de les soigner, innovant dans les réponses qu'elles apportent pour traiter les maladies graves.

SOMMAIRE

SECONDE PARTIE

ANNEXE

AVANT-PROPOS

UNE RÉFLEXION SUR L'AMOUR COMME REMÈDE POUR LE CŒUR

Le cœur vit d'amour. L'amour est le carburant du cœur. Quand il manque d'amour, le cœur se refroidit.

Il n'est pas étonnant, que dans une société en manque d'amour, les maladies du cœur et de la circulation sanguine, prennent la première place sur la liste de toutes les causes de décès.

La meilleure protection contre ces maladies, consiste à donner à l'amour une plus grande valeur, une plus large place dans notre vie et à pratiquer cela quotidiennement.

C'est un paradoxe que de nombreuses personnes souffrent d'un manque d'amour pendant que des énergies d'amour illimitées sont à la disposition de tout le monde.

L'amour est toujours présent au fond de notre cœur nous en avons une bonne réserve. Il est la force motrice de notre vie et la source de notre santé.

Quand nous manquons d'amour, nous tombons malade. Hildegarde de Bingen, que nous appelons ici Sainte Hildegarde, consacre son propre chant de louange à l'amour :

« L'amour inonde l'univers,
des profondeurs jusqu'à la voûte céleste
il nous enveloppe tous,
car c'est l'amour
qui donne le baiser de la paix
au Seigneur d'en haut »

Il est tout à fait évident, qu'un amour distribué aussi généreusement, doit être l'énergie de la vie qui « maintient le monde dans sa profonde unité » L'amour est la puissance, qui rend l'homme vivant, qui assure sa santé et qui le guérit.

« S'il existait un remède », écrit le médecin américain Larry Dossey dans son livre « Les mots qui guérissent » « aussi efficace, et sans contre indication : comme l'amour, ce médicament-là représenterait la plus grande invention de l'industrie pharmaceutique. Tout le monde voudrait posséder ce remède et en acquérir de plus en plus, même à un prix exorbitant ».

Qu'est-ce que l'amour ? Pourquoi joue-t-il un si grand rôle dans toute notre vie ? Où pouvons-nous trouver l'amour ?

Sainte Hildegarde voit dans l'amour, la force verte de la vie : Viriditas, la vigueur de la couleur verte.

L'amour nous vient de Dieu. Dieu est Amour. C'est bien la raison pour laquelle la nature nous en donne en abondance.

Sans amour, la vie se refroidit, l'âme prend froid et l'homme s'enrhume. La douleur typique de l'angine de poitrine est le signe de l'absence d'amour dans notre société.

Pour nous protéger d'une telle situation, nous devons accorder une priorité à l'amour dans notre vie.

Par nature, l'homme est destiné à aimer. Que pouvons-nous faire pour satisfaire cette exigence naturelle ? Le rabbin Harold Kushner écrivait dans un essai sur l'amour : « personne n'a suffisamment de force pour être aimé par autrui, mais nous avons la capacité d'aimer les autres, et si nous y arrivons, nous changeons le monde dans lequel nous vivons. »

Pour transmettre l'amour, nous devons d'abord nous remplir de cette force donnée par Dieu

Basé sur un vieux commandement de l'ancien testament, Jésus a expressément rajouté le commandement sur l'amour de soi même et de son prochain : « tu aimeras le seigneur ton Dieu, de tout ton cœur, de toute ton âme, de toute ta force. Et voici le second : tu aimeras ton prochain comme toi-même ! » (Saint Marc 12, 30)

C'est seulement après avoir été pénétré par cet amour céleste, que nous pouvons offrir à notre tour, notre amour sans condition à nos amis et même à nos ennemis.

L'amour est une force invisible qui a des possibilités d'expressions multiples.

Il existe deux formes principales de l'amour qui dans la plupart des cas se chevauchent :

– d'un coté l'amour céleste, spirituel

– de l'autre, l'amour terrestre, humain.

L'une représente avant tout des qualités de l'âme, l'autre représente principalement l'amour corporel, physique.

Cet amour céleste est une force naturelle, qui pénètre toutes les créatures et les lie inséparablement, les unes aux autres. « Il n'existe pas de créature, qui ne porte pas un rayon divin en elle, qu'il s'agisse du vert des feuilles, de la semence, des fleurs ou tout autre merveille ; autrement tout cela ne serait pas de la création de Dieu ! » écrit Sainte Hildegarde.

L'amour sur la terre inclut nos désirs et les besoins de notre corps. Cet amour humain a souvent été dévalué dans le passé. Ainsi nos besoins physiques et émotionnels se sont trouvés bloqués.

La plupart de ces blocages remontent à l'enfance ou ont leur origine dans une éducation inadaptée : « Tu n'es pas assez bon » et la vieille théologie de damnation rajoutait : « Tu es un pécheur, tu as encore raté, Dieu est encore une fois déçu de toi ! » Ce message de menace est un poison qui a eu des conséquences catastrophiques dans la vie individuelle et collective.

Quand nous réprimons simplement notre coté négatif, il devient de plus en plus fort et se fait sentir dans notre corps. Il nuit à nos organes et se manifeste comme infarctus, ulcère d'estomac ou inflammation d'intestin.

Nous devons apprendre à accepter notre réalité humaine et à développer nos forces cachées derrière nos faiblesses, pour pouvoir profiter ensuite de l'énergie cosmique, spirituelle. « C'est seulement quand nous serons en mesure de redistribuer cet amour, que le corps et l'âme seront en parfaite harmonie, qu'ils atteindront la plus haute récompense de la joie céleste », dit Sainte Hildegarde.

Avant de pouvoir aimer autrui, il faut donc que nous puissions d'abord nous aimer et nous accepter nous même. Nous avons besoin pour cela de puiser au fond de notre cœur.

L'amour est une chose toute naturelle. En principe, il est toujours en nous, même quand nous le refoulons avec nos pensées négatives. Pour remplir notre vie d'amour, nous devons être prêt à nous débarrasser des blocages destructifs qui barrent le chemin vers celui-ci. Ce sont le stress, la démesure, l'impatience, la colère et la fureur pour en nommer quelques-uns.

Quelques exercices très simples suffiront à défaire ces blocages. Quand nous voulons aimer, nous devons écouter le langage de notre cœur et consacrer toute notre attention à l'amour. Aimer n'est pas une action passive, mais un processus actif. Plus nous le mettons en œuvre, plus fort nous le ressentons. Pour cela, il nous faudra être seul avec nous-mêmes pendant au moins cinq à dix minutes par jour.

Sortez tôt le matin, allez sous un arbre, dans un pré, au bord d'un lac ou cherchez un autre endroit tranquille pour méditer, pour prier et pour vous relaxer et lâcher ce qui vous pèse. Prononcez vos prières favorites, le « Notre Père », le Psaume 23 ou aussi « La Prière de la Topaze d'Or » de Sainte Hildegarde, qui vous relie à la Trinité et qui vous fait don de la protection de Dieu le Père pour toute la nouvelle journée. Pour cela, serrez la Topaze contre votre cœur et dites :

« Ô Dieu,
Toi qui es glorifié par-dessus et en toutes choses,
par égard pour moi, ne me rejettes pas hors de Ta présence,
mais par Tes bénédictions nourris-moi,
fortifies-moi et deviens un avec moi ».

« Aussi souvent que tu fais cela, le mal t'évitera tout au long de cette journée », écrit Sainte Hildegarde.

En plus de cette méditation avec la topaze il existe bien d'autres formes d'entraînement pour le cœur. Sainte Hildegarde rajoute : « L'âme prend une place de pointe dans notre corps humain, car elle pilote tout l'organisme et prend soin pour qu'il reçoive tout ce dont le corps a besoin. Pour y arriver, l'âme se sert de tous les organes sensoriels. Au travers de ces énergies, elle est en contact avec toutes les autres créatures.

Ces nombreux aspects de l'amour spirituel sont perçus avec les yeux par l'observation consciente de la nature ; ou encore par le dessin ou la peinture.

Les oreilles peuvent écouter une thérapie musicale. Le nez va sentir, par une thérapie aromatique, les huiles essentielles par exemple l'extrait de lavande, de rose ou de fenouil.

La bouche, le palais apprécient une alimentation saine. Les sens tactiles de la peau transmettent la joie d'une caresse, des mouvements. L'action apporte du rythme et de l'énergie dans notre vie : notre cœur s'ouvre. Les pensées tristes, qui nous empêchent de faire évoluer l'amour dans notre corps, sont simplement balayées. Tant que l'amour ne peut être ressenti par le corps, il reste quelque chose d'abstrait.

Un autre aspect de l'amour est le pardon. Quand nous ne pouvons pardonner, notre cœur s'endurcit et se sclérose. Nous devenons insensibles et tuons l'amour qui est en nous.

Sainte Hildegarde elle-même est passée par là : dans sa dernière année de vie, l'administration de l'église de Mayence l'a placée sous interdiction de chanter et de sonner les cloches, bulle prononcée par l'église. La raison : elle avait recueilli un chevalier agonisant, qui avait fait repentance après avoir été excommunié, et l'a enterré en terre consacrée (cimetière de son monastère).

A cause de ce manque d'amour, toute une société peut se scléroser petit à petit.

Au départ, la sclérose artérielle est sournoise, elle est invisible avant qu'elle ne se déclare pour se terminer en infarctus ou apoplexie

Une autre forme d'amour mène au repentir et au regret. Sainte Hildegarde l'appelle de ce nom intéressant : *compuctio cordis* : picotements. Les palpitations de notre cœur ne représentent donc pas une maladie, mais un moyen de nous guérir.

Nous avons toujours la possibilité de recommencer, quand nous laissons parler notre cœur.

La pénitence est le meilleur point de départ pour reconstruire notre vie.

Quand vous êtes dans cette situation, prenez une plaque de Jaspe et serrez-la contre votre cœur. Ceci est le « beau salut de

Dieu » pour mettre fin aux palpitations et pour rétablir le juste rythme des battements de votre cœur.

Le désir d'aimer est important, mais c'est seulement l'action qui compte.

Commençons alors dans notre vie de tous les jours avec des choses simples ; essayons d'être aimable et bienveillant. C'est justement une loi de la nature qui fait, que tout ce que nous donnons nous reviendra comme l'effet d'un boomerang.

L'amour est inconditionnel. Parce qu'il n'attend rien, il ne peut être déçu.

Cette forme d'amour n'est pas facile à pratiquer. Peu d'hommes peuvent aimer sans attendre une contrepartie. Entraînons-nous tout simplement dans notre vie quotidienne et laissons libre cours à notre imagination : arrêtons de toujours vouloir avoir raison, donner systématiquement tort aux autres, critiquer et vouloir changer nos proches.

Un exercice simple est la pratique de l'amour inconditionnel sous forme de surprise : offrir spontanément des fleurs ou de l'argent, prendre tout simplement le temps pour faire attention aux autres.

Plus nous nous entraînerons profondément à cet amour – plus nous en recevrons, le cœur s'ouvre, la souffrance s'estompera chez nous comme chez nos proches.

Ce livre sur le cœur veut précisément aider dans ce sens et rendre à l'amour une plus grande place dans nos vies.

Dr. Wighard STREHLOW
Allensbach sur le lac de Constance, Printemps 1998.

PREMIÈRE PARTIE

LA THÉRAPIE « CŒUR ET CIRCULATION » D'APRÈS SAINTE HILDEGARDE

Depuis quelques années, l'intérêt porté aux remèdes naturels s'est énormément étendu.

On a remarqué que la prise de médicaments chimiques durant des années rend les maladies finalement incurables et on a constaté que ces médicaments occasionnent de graves lésions.

Ceci est particulièrement vrai dans le traitement des « affections cardiaques » et de la circulation du sang. Les médicaments ne peuvent guérir la maladie mais seulement réduire les symptômes : ainsi il faut les prendre à vie.

La lourde artillerie pharmaceutique, comme par exemple les abaisseurs de tension ACE, les inhibiteurs calciques, les bêta-bloquants ou les fluidifiants sanguins sont ressentis par notre corps comme des poisons, à cause de la prise continuelle.

Le patient réagit à la prise de ces médicaments avec écœurement, vertiges, envie de vomir ou maux de tête. Le foie et les reins sont endommagés. En plus, ces médicaments conduisent parfois à des graves contrariétés, à la dépression ainsi qu'à la perte du désir sexuel.

Le pire est, que tous ces médicaments renforcent la maladie cardiaque ; le cœur et le système circulatoire du sang s'affaiblissent.

Une vaste étude réalisée aux États-Unis entre 1963 et 1986, démontrait que pour 2032 malades cardiaques qui prenaient le médicament le plus prescrit, le NIFIDIPIN, un antagoniste du calcium, le risque d'infarctus était de 60 % plus élevé, par rapport aux malades qui n'en prenaient pas.

Si les maladies du cœur prennent aujourd'hui la première place sur la liste des causes de décès, devant le cancer, nous devons y voir un signal d'alarme indéniable :

Regardons le coût de « la protection de la santé » en prenant l'exemple de l'Allemagne : 150 milliards d'Euro, qui sont nécessaires chaque année, pour financer le « système de soins ». Nous comprenons tous, qu'une orientation nouvelle de la médecine, doit être mise en place.

La société a besoin d'un renouveau spirituel. De ce point de vu, l'art de guérir de Sainte Hildegarde est révolutionnaire, car elle prend en considération tous les facteurs qui sont déterminant pour ce renouveau médical. En arrière fond de cet art de guérir de Sainte Hildegarde, nous distinguons clairement une méthode sous forme de six règles d'or. Ces règles sont la base de ce livre :

1. puiser les remèdes dans le trésor de la création
2. transformer les aliments en remèdes
3. chercher à atteindre un équilibre sain entre le travail et la détente (ora et labora)
4. maintenir l'équilibre entre le sommeil et phase active
5. nettoyer, purifier le corps et solliciter les moyens de défense propre de l'organisme par des saignées, extraction de sang par ventouses ou sangsues, (moxibustion), des bains et du sauna
6. purifier l'âme et stimuler les ressources de guérison spirituelles universelles, que l'on trouve dans sa foi, en pratiquant le jeûne.

Les remèdes et méthodes décrits dans ce livre, sont le fruit d'une recherche active de l'art de guérir de Sainte Hildegarde, qui ont été mises en pratique dans la Maison de Cure de Sainte Hildegarde à Allensbach sur les bords du lac de Constance, pendant 10 ans.

LE CŒUR ET LA CIRCULATION DU SANG INTERPRÉTÉS SPIRITUELLEMENT

Selon les visions de Sainte Hildegarde, chaque homme dispose de trois centres de force qui gèrent la guérison : le centre du corps, le centre de l'âme et les émotions ainsi que le centre de l'esprit et de la foi (croyance). Ils sont liés entre eux et agissent ensemble.

Chaque perturbation ou faiblesse si l'on cherche les causes réelles et profondes ont pris source dans l'un de ces centres.

Une guérison dans son ensemble, ne peut se dérouler avec succès que si les forces de guérison de ces centres sont activées.

Sainte Hildegarde nous décrit les moyens puissants de guérir le corps : les éléments subtils de la construction de l'univers, dissimulés depuis la création, dans les arbres, les fleurs, les herbes et épices, dans les animaux et même dans les pierres précieuses.

Les remèdes pour l'âme, Sainte Hildegarde les appelle *virtutes :* les vertus comme l'espérance, la foi, la patience et l'amour qui seules rendent la vie précieuse. Mais la plus forte puissance est *Viriditas*, la force de la couleur verte. C'est elle, la véritable énergie de vie qui a pris son origine au premier jour de la création *: lucida materia* la vitalité lumineuse du ciel, qui inonde le cosmos et vitalise, jour et nuit, le centre d'énergie spirituel de l'homme.

Dans son livre *Scivias* Sainte Hildegarde nous présente l'espace vibratoire d'énergie cosmique : neuf cercles en rotation, qui montrent les neuf chœurs d'anges. Dans la rangée extérieure, nous reconnaissons le monde de ces anges, qui symbolisent le corps humain.

Juste en dessous, nous voyons les Archanges, symbolisant l'âme. Leur puissante énergie unifie le corps et l'âme humaine, le chœur des Archanges se déploie autour de 5 autres chœurs d'anges qui forment une couronne symbolisant les cinq sens.

– Le sens visuel par les Vertus

– Le sens auditif par les Puissances

– L'odorat par les Principautés

– Le goût par les Dominations

– La peau et le sens tactile par les Trônes, matérialisés par les arc-en-ciel en mouvement.

Ensuite se trouvent encore deux autres sphères peuplées de Séraphins et Chérubins. Elles représentent deux autres moyens pour guérir l'âme.

Sainte Hildegarde désigne comme *patientia* (la patience, qui a donné le nom de « patient »). Elle rajoute la notion « confiance en Dieu » (*gemitus ad Deum* – la nostalgie de Dieu) qui est une des plus puissantes forces de guérison.

Toutes les forces de ces anges circulent autour du centre divin de l'homme, sa centrale d'énergie : son cœur. Elles entretiennent et alimentent le cœur et la circulation du sang, les maintiennent en mouvement rythmé.

Le cœur est un muscle creux, gros comme le poing. Il effectue, du premier souffle de l'homme, jusqu'au dernier, jour et nuit, sans interruption, plus de 2,5 milliards de pulsations. L'énergie nécessaire provient du don de Dieu lors du premier jour de la création quand l'énergie lumineuse du ciel s'est unie avec la matière terrestre et a mis en marche la vie.

Depuis toutes les créatures rayonnent de cette énergie.

Sainte Hildegarde l'appelle *turbulenta materia* : matière en mouvement. La théorie de la relativité d'Albert Einstein correspond à cette pensée : l'énergie est égale à la matière (en mouvement) puisque multipliée par le carré de la vitesse de la lumière : $E = mc^2$! ! !

L'énergie vitale céleste maintient tout en vie. Elle fait tout rayonner, osciller : elle est une caractéristique des anges. Cette énergie vitale, nous la trouvons aussi dans les pierres précieuses. Elles sont des cadeaux et sont les survivantes du premier jour de la création.

On comprend, que le cœur soit fragilisé lorsqu'il n'est plus en lien avec la « centrale d'énergie céleste. » Quand Dieu comme origine de l'énergie vitale ne remplit plus le cœur, la vitalité se perd et un état de faiblesse cardiaque s'installe. Ce nouveau centre est alors envahi par des dieux de substitution comme l'argent, le travail, les drogues ou le sexe d'où découlent les maladies modernes.

Pouvons-nous nous imaginer ce qui se passe quand ces dieux de substitution sont détrônés par les coups durs de la vie, la perte des biens matériels ou l'âge ? Le cœur se fend et émet des appels aux secours sous forme d'angine de poitrine, de crises cardiaques ou même d'infarctus.

Dans ce sens, toutes les maladies cardiaques sont des signes d'alerte de notre époque déboussolée.

Environ 280 000 personnes sont victimes d'un infarctus cardiaque chaque année en Allemagne. Environ 190 000 personnes ne survivent pas.

(Ces chiffres nous proviennent de l'association « Fondation Cardiaque Allemande » pour l'année 1996). Tant que les causes profondes qui conduisent vers ces maladies du cœur et de la circulation du sang, ne seront pas prises en compte, ces chiffres augmenteront d'année en année.

LES SYMPTÔMES

Le médecin de famille, le docteur Vogel raconte en Mars 1832, les crises mortelles d'angine de poitrine de Johann Wolfgang Von Goethe. C'est probablement le plus célèbre des malades cardiaques.

« Une terrible peur et une très grande excitation secouait le vieillard, déjà bien âgé et contraint depuis longtemps de bouger avec des gestes mesurées : pressé de retrouver son lit, où il ne trouvait aucun réconfort pas davantage que dans sa chaise longue placée à coté de lui. Les dents claquaient de froid.

La douleur, qui se centrait de plus en plus dans la poitrine, écrasait le pauvre homme torturé, qui émettait tantôt des gémissements, tantôt des cris de douleur.

Les traits du visage étaient contorsionnés, la face grise comme de la cendre, les yeux profondément enfoncés dans leurs cavités livides, mats et troubles. Le regard exprimait la peur horrible de la mort. Tout le corps suintait de transpiration. Le pouls battait de plus en plus vite dans les veines endurcies : il était presque impossible de les sentir.

Le bas-ventre était gonflé, la soif torturante. Des mots péniblement exprimés laissaient penser qu'une hémorragie pulmonaire était en train de se produire

La douleur persistante dans le muscle gauche de la poitrine, ne faisait que croître malgré le pansement (Mouche Espagnole) posé le jour même sur cet endroit endolori.

Vers la soirée, plus aucun signe inquiétant d'attaque n'était à observer.

Goethe redevint paisible et serein, il parlait de ceci et de cela. Le lendemain Goethe était tout à fait calme. Il semblait pratiquement ne plus rien ressentir des souffrances de la veille.

S'il avait souffert, son incapacité à supporter les douleurs du corps avec patience, l'aurait montré.

Le dernier jour, le 22 mars 1832, raconte son ami Condray, Goethe aurait parlé du printemps qui commençait, se serait assis dans sa chaise longue, il aurait fantasmé sur la belle tête féminine aux cheveux bouclés noirs, d'un fantôme, puis aurait demandé la correspondance de Schiller. Finalement il appela son serviteur : « Ouvres donc la fenêtre dans la chambre à coucher, pour que d'avantage de lumière puisse y entrer » (Lu dans *Les Histoires de la Pathologie Cardiaque* de Martin Schrenk).

Une crise d'angine de poitrine ne doit pas obligatoirement conduire à l'infarctus. Cependant elle peut s'amplifier et le devenir, si la douleur au cœur n'est pas immédiatement supprimée, par exemple par la prise suffisante de Galanga. Les douleurs d'une angine de poitrine signalent simplement, que le muscle cardiaque n'est pas assez irrigué de sang et a besoin d'aide. La douleur n'indique pas que le muscle cardiaque est mort.

LES SYMPTÔMES D'UNE CRISE D'ANGINE DE POITRINE

– Douleur brûlante, extrêmement fulgurante, accompagnée de la sensation que le thorax est serré dans un étau, exerçant pression et serrage sur la poitrine.

– Douleurs qui rayonnent jusqu'à l'épaule, au bras gauche et abdomen.

La crise d'angine de poitrine peut être provoquée par des raisons multiples.

Certaines causes sont : le changement de temps, un surmenage physique ou encore un stress émotionnel comme par exemple une joie excessive ou un chagrin important.

Particulièrement éprouvantes sont les fêtes de famille avec un repas abondant : le rôti, les pommes frites, la glace et la crème chantilly, la pâtisserie au beurre, les beignets, puis les cigares de la Havane, une liqueur de plantes, un café expresso ; Alors, toute l'assemblée peut ressentir des ballonnements d'estomac qui peuvent déclencher une attaque cardiaque, des douleurs au cœur ou une crise de foie.

Rapport d'un malade

Depuis que j'ai onze ans, je souffre de douleurs au cœur et mon cœur s'emballe après les repas.

Tout disparaît dans les deux minutes après la prise de comprimés de galanga. Ces comprimés me donnent la sensation de sécurité et m'ont rendu la tranquillité. Depuis maintenant dix ans, je porte mes « comprimés d'assurance-vie » sur moi.

J'ai adopté une nourriture à base d'épeautre, de fruits et de légumes. En même temps un simple régime à l'épeautre a amélioré mon problème de rhumatisme. Puis, mes ennuis de digestion ont disparu.

Quand surviennent les douleurs au cœur, comme signes précurseurs d'un infarctus cardiaque, il est très important d'éliminer cette crise au plus vite. Les dix premières minutes décident de la vie ou de la mort.

Celui qui absorbe dans cette phase cruciale suffisamment de galanga peut faire disparaître ses douleurs en cinq minutes et ainsi éviter l'infarctus : en raison des propriétés relaxantes du galanga, les vaisseaux se dilatent.

Le cœur est à nouveau irrigué et il est alimenté en oxygène. L'efficacité du galanga est si fiable, qu'on peut l'appliquer même dans les situations d'urgence.

Le fondateur de la médecine moderne basée sur l'art de guérir l'âme et le corps d'après Sainte Hildegarde, le docteur Gottfried Hertzka, rédige ses expériences en tant qu'urgentiste : « le comprimé de galanga, a été éprouvé pendant ses 20 années de pratique, comme remède universel pour le traitement des crises d'angines de poitrine et ceci même dans les cas d'extrême urgence pendant les week-ends.

Il faut seulement quelques minutes après l'absorption de un à deux comprimés de 0,1 gramme de galanga, pour que l'expression de peur du visage disparaisse. Pour les crises d'angine de poitrine, grâce à la prescription de galanga, on peut renoncer aux traitements à la trinitrine.

Des milliers de patients ainsi qu'un grand nombre de médecins et praticiens se sont laissés convaincre entre-temps de l'efficacité du galanga.

Ce livre parlera en d'autres endroits de ces expériences.

En Allemagne, le galanga n'est autorisé comme médicament par l'Institut Fédéral Pharmaceutique que pour les traitements des troubles de la digestion et contre le manque d'appétit mais pas pour la lutte contre l'angine de poitrine.

Toutefois, nous avons l'intention de faire prouver son efficacité par des tests cliniques qui coûteront cher. Sans argent il n'y aura pas de reconnaissance scientifique, même si le galanga est le « super remède ». Mais nous ne pouvons interdire à nos patients la prise de galanga, pour se débarrasser, en attendant, de leurs douleurs cardiaques.

Le galanga est et restera indiscutablement le remède de la crise aiguë d'angine de poitrine, qui disparaît complètement, sans exception, dans un laps de temps entre deux et dix minutes. Grâce à cette fiabilité absolue, je n'ai plus jamais prescrit d'autre médicament que celui-là pour des crises d'angine de poitrine » (Madame K. K., docteur en médecine générale).

Aujourd'hui il existe des méthodes infaillibles pour détecter si un infarctus s'est produit : un électrocardiogramme accompagné d'un test d'enzymes. Lors d'un infarctus, même de très faible intensité, les cellules musculaires du cœur libèrent une molécule protéique, le *Troponin T,* absorbée par le sang. Une simple prise de sang, quelques minutes après, quelques gouttes suffisent, pour trouver ces traces qui prouvent, qu'une crise, dite silencieuse, vient de secouer le corps. Auparavant, bien des crises étaient passées inaperçues ou avaient été détectées trop tard.

Sans l'administration de galanga, la douleur au cœur peut s'amplifier et conduire à l'infarctus. Par l'insuffisance d'irrigation sanguine, le tissu du muscle cardiaque s'endommage. On doit transporter le malade en urgence à l'hôpital dans les premières heures. Les troubles du rythme cardiaque, et la progression de la destruction du tissu musculaire peuvent inexorablement provoquer la mort.

Exemple de cas

Une patiente de 75 ans, souffrait déjà depuis des années, par intervalles, de crises d'angine de poitrine : une douleur pénible dans la partie gauche de la poitrine

Depuis deux ans, des brûlures soudaines au centre du thorax, accompagnées de difficultés respiratoires la faisaient souffrir.

Depuis quelques mois, la maladie s'est aggravée, l'air a commencé à lui manquer et elle a été prise de quintes de toux comme si elle avait avalé une nourriture ou une boisson de travers.

La toux est devenue une crampe douloureuse, le manque d'air se manifestait en position allongée.

De plus en plus souvent, ses crises survenaient au beau milieu de la nuit ou au petit matin, avec des douleurs irradiant dans l'aisselle gauche.

Dès l'admission dans la maison de cure de Sainte Hildegarde, cette patiente a été soignée par des saignées et l'administration de galanga : les douleurs au cœur, jusqu'ici si fréquentes, cessèrent ainsi que les vertiges matinaux.

L'INFARCTUS – LE CRI DE LA MORT

Quand les dieux de substitution meurent, ils amènent le cœur dans l'abîme.

Tout ceci est accompagné par un terrible cri de destruction. Tous les symptômes sont maintenant beaucoup plus importants que ceux d'une crise d'angine de poitrine : Le centre cardiaque est attaqué par les forces suicidaires accumulées et risque d'être détruit.

Le malade subissant un infarctus éprouve, dans un bain de sueur, cette douleur de destruction comme si un animal féroce lui déchirait le thorax.

La peur de la mort, un mal de cœur avec vomissements marquent cet état qui menace la vie.

Les remèdes conventionnels comme les comprimés de trinitrine ne montrent plus d'efficacité.

Dans cette situation, on ne peut plus faire confiance, qu'à l'unique action du galanga, qui dilatera encore les vaisseaux et éliminera la douleur.

Exemple de cas

Un malade de 51 ans subit au volant de sa voiture une douloureuse attaque cardiaque avec un état de faiblesse et des douleurs irradiant dans son bras gauche. Il ne peut plus tenir le volant. Après l'absorption de gélules de galanga (deux gélules de 0,1g) les symptômes disparaissent au bout de quelques minutes et il peut poursuivre sa route pour rentrer à la maison. A peine arrivé, une deuxième attaque le secoue et l'oblige de s'allonger un moment et il prend à nouveau quelques gélules de galanga.

Cette fois encore, les douleurs au cœur disparaissent, il se détend en quelques minutes.

Au cours de la nuit suivante, notre malade souffre à nouveau de fortes douleurs au cœur : Le médecin ordonne un transport d'urgence à l'hôpital. Grâce à une autre prise de galanga, le choc de son état critique est évité. Le patient ne sera pas placé en réanimation. Après un électrocardiogramme et une analyse de sang, l'infarctus est écarté.

L'absorption de galanga empêche visiblement, qu'une attaque cardiaque s'amplifie pour devenir un infarctus. Nous avons pu faire cette observation dans des nombreux cas similaires.

Dans le suivi du traitement, le patient se soumet à une thérapie en profitant des bienfaits du galanga : une fois par jour, au petit déjeuner, trois pointes de couteau de miel de galanga, concentré à 30 %. Le risque d'une autre crise d'angine de poitrine, est maintenant considérablement écarté. Ce malade n'a plus subi d'autres attaques.

Grâce à l'absorption du galanga dans les minutes qui suivent l'apparition des douleurs, on a pu transporter le patient sans perte de temps et dans le calme, à l'hôpital pour un diagnostic approfondi et traitement du suivi.

Pour un grand nombre de malades, le transport en urgence par l'ambulance avec gyrophare et sirène, est traumatisant : souvent ils sont décédés à leur arrivée en clinique.

Pour d'autres, le service de réanimation avec l'intubation, la respiration artificielle, (l'utilisation d'un défibrillateur) et les électrochocs peut s'avérer trop éprouvant et peut faire augmenter cette douleur de destruction cardiaque jusqu'à l'arrêt du cœur.

Seulement un malade sur trois arrive à survivre, avec des séquelles plus ou moins grave pour le cœur.

La vie ou la Mort

Le mot « Infarctus cardiaque » vient du mot latin *infarcire :* farcir, boucher, faire entrer par la force. Quand les vaisseaux se contractent de façon spasmodique, le sang ne circule plus, l'alimentation en oxygène n'est plus assurée.

Le muscle cardiaque est coupé de son courant alimentaire. Au bout d'un quart d'heure, les cellules musculaires du cœur commencent à mourir.

Un collapsus survient, qui peut conduire au décès par arrêt cardiaque.

Même celui qui survit conservera un souvenir permanent d'une situation tellement proche de la mort, qu'elle changera le cours de sa vie.

C'est à travers l'infarctus que le patient découvre soudain son cœur, pour lui-même, pour sa famille, pour autrui, et pour la vie, et ceci, aucun homme, aucune intelligence humaine ne peut le faire avant d'avoir traversé cette épreuve.

De cette expérience de la proximité de la mort, naît le désir de se rapprocher de Dieu et le besoin de renoncer à ses anciens démons.

Les facteurs déclenchant

Une situation nouvelle heureuse ou un bouleversement désagréable dans la vie d'un homme, le touche au plus profond de son cœur ce qui provoque du stress. Ce même stress déclenche l'infarctus. Souvent il s'agit aussi d'un échec professionnel, d'une trop grande exigence au travail mais aussi d'un changement soudain dans la vie sentimentale :

– La douleur de l'adieu après la perte d'un être cher
– Un accident
– Une maladie
– Des départs en vacances ou un départ à la retraite
– Un mariage ou une grossesse

Les plus grandes causes de ce mal sont les stress de longue durée, ou des problèmes non résolus, que l'on pousse et repousse sans trouver de solution.

L'exemple le plus marquant est la discorde conjugale, les affaires d'héritage chargées en conflits divers, la solitude ou la dépression.

Pour la personne affectée, la seule issue pour mettre fin à ces tensions journalières, est alors un infarctus cardiaque.

Dans la vie quotidienne, le cœur souffre souvent aussi d'erreurs de nutrition.

Exemple de cas

Chez un patient de 78 ans avec un syndrome de Roemheld, c'est-à-dire avec des flatulences dans la partie supérieure de l'abdomen et levée du diaphragme après le repas. Le reflex estomac – coronaires déclenche une attaque cardiaque. Il survient alors des pressions dans la partie gauche du thorax, des douleurs au cœur, des troubles du rythme cardiaque et des difficultés respiratoires.

Dans l'électrocardiogramme du « test d'effort », rien de particulier n'est détecté. Mais ces attaques cardiaques peuvent être stoppées par une thérapie au galanga.

Dix minutes plus tard après la prise de quelques gélules de galanga, le malade est hors de danger, il n'a plus de douleurs.

Le patient porte en plus une plaque de Jaspe sur la peau : elle aide à rétablir le bon rythme cardiaque au moment où les troubles apparaissent. Depuis qu'il prend ces précautions, les attaques cardiaques ne surviennent pratiquement plus, sauf en cas d'erreurs d'alimentation (nourriture trop grasse, café), émotions ou stress. Par une alimentation à base d'épeautre et la diminution des situations de stress, les attaques peuvent parfaitement être évitées. De plus, grâce à la thérapie au galanga le recours aux médicaments chimiques et l'hospitalisation n'est plus indispensable.

Précautions contre la rechute

Au bout de dix jours, le tissu musculaire du cœur endommagé par un infarctus est rétabli. Plus exactement, il est cicatrisé – ce qui peut faire apparaître des nouvelles douleurs permanentes. 90 % de tous les malades ayant subi un infarctus, témoignent d'apparitions de crises d'angine de poitrine après celui-ci.

Le passage d'une crise d'angine de poitrine à l'infarctus est courant, direct, sans autre avertissement : il est de la plus haute importance de supprimer la plus faible douleur au cœur au plus vite.

La thérapie du galanga, rend le traitement du suivi efficace et préserve l'organisme. Deux cures, une grande et une petite cure répondant aux recommandations de Sainte Hildegarde, sont à la disposition des malades pour leur convalescence.

Exemple de cas

Un ancien militaire âgé de 62 ans, a subi à 58 ans un infarctus du myocarde (paroi avant et arrière).

Cela n'a pas été diagnostiqué lors de son séjour de trois jours en clinique. Maintenant un pontage n'est plus réalisable, parce que les coronaires ne travaillent plus.

L'administration de médicaments comme l'Adalat ou des bêtabloquants n'a pas permis de diminuer les douleurs au cœur.

Chaque changement de temps et chaque nouvelle émotion déclenchent des nouvelles attaques.

Seul le fait d'avoir pris du galanga et bu l'élixir de persil, a permis d'éliminer les douleurs : « Je suis convaincu à 100 % du bienfait du galanga, car dans un laps de temps de cinq minutes, mon cœur a réagi à nouveau normalement ! »

EMBALLEMENT DU CŒUR, PALPITATIONS, TROUBLES DU RYTHME CARDIAQUE

Un cœur normal bat continuellement de 60 à 80 pulsations par minute. Quand ce rythme est troublé, le battement de cœur change, les pulsations sortent du rythme, ratent, battent beaucoup plus lentement ou beaucoup plus vite.

Un malade peut souffrir pendant une longue période de ces troubles du rythme cardiaque sans être obligé de le corriger par des médicaments. Mais des troubles aggravés peuvent conduire au collapsus de la circulation du sang avec ses expressions bien connues comme les vertiges, la perte de conscience, la syncope, la perte d''équilibre ou des troubles visuels.

Les troubles du rythme sont déclenchés par une énorme angoisse que crée l'agitation ou l'affliction.

Le cœur est inondé d'hormones de stress, de l'adrénaline qui précipitent les battements dans une allure folle.

Dans ces situations, la pierre précieuse, de Jaspe s'avère utile : il retire au cœur en l'absorbant, l'excès d'énergie, la source des troubles du rythme cardiaque.

En peu de temps, le corps est débarrassé de ce trouble.

Exemple d'un cas vécu

Un retraité de 72 ans souffre, suite à une sclérose artérielle, de troubles circulatoires du cœur, accompagnés de douleurs au cœur et au niveau du sternum. Après le repas, celles-ci s'amplifient et causent une ascension de la coupole diaphragmatique (syndrome de Roemheld). Pour remédier à ces troubles du rythme cardiaque, il doit recevoir un by-pass. Après une saignée et une cure à base de fenugrec, l'état du cœur s'améliore à tel point, qu'une opération et la mise en place d'un by-pass sont annulées par les médecins.

La première cause des troubles du rythme cardiaque est un dérangement au niveau des images excitatrices, envoyées par la centrale d'émission de notre cœur. Le nœud sinusal, qui doit transmettre des signaux vers les cellules auriculaires, les lance irrégulièrement : tantôt trop vite créant une tachycardie ou encore trop lentement, créant une bradycardie.

Les pulsations cardiaques sont régulées par le nœud sinusal, comme par un stimulateur, situé dans la partie supérieure du cœur.

Le signal parvient aux auricules (nœuds dits AV comme nœuds atrio-ventriculaires). A partir de là il est conduit aux faisceaux de purkinje dans la partie inférieure. Cette impulsion contracte l'oreillette, et pompe le sang dans le ventricule du cœur, qui va se contracter ensuite, pour envoyer le sang dans le système circulatoire.

L'épeautre est aussi appelé à juste titre, à cause de sa haute teneur en magnésium : « froment de magnésium ».

Mais l'abus de consommation en alcool, café et nicotine peuvent être à l'origine des troubles du rythme cardiaque.

Le rythme cardiaque peut être influencé positivement par une relaxation profonde de l'âme, par la méditation ou par la prière. Elles font baisser la fréquence des pulsations et font ressentir une sensation de bien-être.

Par contre, celui qui n'arrive pas à maîtriser ses sentiments, qui les étouffe ou encore réagit par une explosion de joie ou de tristesse, se crée des troubles cardiaques.

Ils peuvent être traités, selon la médecine conventionnelle, par des bêtabloquants. Dans le vrai sens du mot, ici, la sensation psychologique se trouve « bloquée » par rapport au cœur : le cœur ne peut plus donner l'alarme alors que l'âme est en ébullition.

Un trouble du rythme cardiaque a forcément une raison profonde. Il exige une réponse à la question : qu'est ce qui vient d'agiter si profondément le cœur ? Les bêtabloquants, précisément empêchent de se poser honnêtement la question. Ils étouffent des conflits flagrants qui ne pourront pas être résolus.

En plus, ces médicaments entraînent souvent de lourds effets secondaires. Dans les cas extrêmes, ils peuvent aller jusqu'au blocage du nœud auriculo-ventriculaire. Les signaux d'alerte ne sont plus transmis. Leur interruption peut conduire à l'arrêt cardiaque, au décès.

Un électrocardiogramme réalisé au repos ou sous effort peut donner des indications sur les particularités des troubles du rythme.

Quelques malades font suivre leur rythme cardiaque par un organisme de surveillance qu'on pourrait appeler « monitoring cardiaque par téléphone ».

Ils remettent leur problème entre des mains inconnues pour ne pas être obligés de regarder leurs propres conflits internes.

Dans certains cas plus graves, les problèmes sont abordés avec « brutalité » : on utilise le défibrillateur, on réanime par électrochocs ou ce qui est peut-être le pire de tout, par un pacemaker artificiel. Quand plus rien ne va plus, les cellules musculaires du cœur malade sont enlevées par une intervention chirurgicale ou on essaie de les faire réagir par des poisons comme par exemple les médicaments que l'on trouve sous les noms d'Alkaloïde ou de Digitaline.

Exemple de cas vécu

Un patient de 60 ans, souffrait de troubles importants du rythme cardiaque, à cause d'un stress permanent dû à sa vie professionnelle. Trois médecins furent consultés. Tous suggérèrent l'implantation d'un pacemaker. L'intervention devait être réalisée au plus vite. Rendez-vous fut pris à la clinique pour l'opération. Sa femme lui posa, à la dernière minute un collier de jaspe, autour du cou : en quelque minutes les troubles du rythme disparurent. En quelques jours, son état s'améliora. Les médecins n'en croyaient pas leurs yeux. Depuis trois ans, l'état du patient est stabilisé.

INSUFFISANCE CARDIAQUE
QUAND LE CENTRE S'AFFAIBLIT

L'insuffisance cardiaque ou la faiblesse du cœur est une des maladies les plus à craindre.

Cinq ans après le diagnostic, la moitié des patients décèdent de cette faiblesse, si elle n'est pas traitée en son intégralité.

Le mot nous parvient de l'italien *insufficientia :* « le cœur n'arrive plus à faire son travail : la conséquence est un manque d'irrigation de sang dans le corps. »

Un manque d'oxygène et d'éléments nutritifs affaiblissent le cœur.

La capacité de pompage du cœur diminue et entraîne une fatigue inhabituelle, une lassitude, une faiblesse et en particulier une difficulté respiratoire.

Presque toutes les personnes âgées souffrent d'une défaillance naturelle.

Mais certaines maladies aussi, comme les défauts des valvules, les inflammations du myocarde, généralement dues à une infection par un streptocoque au niveau des amygdales, un infarctus ou des hypertensions peuvent conduire à une fatigue précoce du cœur.

L'insuffisance de la capacité de pompage du cœur, de la partie gauche, ne permet pas d'envoyer le sang dans les artères.

Le sang, qui devrait parvenir des poumons au cœur, reste bloqué dans le circuit pulmonaire et provoque des difficultés respiratoires, génère des œdèmes, de l'asthme cardiaque avec une toux permanente et une sécrétion de mucus.

Quand c'est plutôt la partie droite du cœur qui souffre de cette insuffisance, le sang est bloqué dans le grand circuit. Le cœur est trop faible pour faire circuler le sang. Dans ce cas, on observe des retentions d'eau, en particulier dans les chevilles, les jambes et dans tout le corps.

La faiblesse du cœur se reflète dans l'état général de toute une nation. La probabilité de succomber à une faiblesse du cœur a doublé depuis 1968.

Le cœur crie au secours ! Il exige un style de vie naturel, une alimentation raisonnable et un renouveau spirituel.

La médecine traditionnelle cependant traite cette insuffisance cardiaque avec des remèdes qui peuvent encore amplifier cette faiblesse. On en dénombre trois groupes essentiels :

Les cardiotoniques, prescrits en cas de présence de sucre dans les tissus musculaires traitée par un médicament comme la Digitaline ou la Stophantine les deux accélèrent l'activité cardiaque,

Les comprimés pour le *drainage ou diurétiques*, entraînent une perte de matière électrolytique et déclenchent des troubles du rythme cardiaque

Dans la famille de médicaments, qu'on appelle aussi des *inhibiteurs IEC* comme le Renitec, l'Angiotensine l'Aldomet qui bloquent le système hormonal, permettent une dilation des vaisseaux et baissent ainsi la tension.

Les cas décrits ci-dessous, mettent en évidence le conflit classique entre le patient et le médecin en face de l'incompatibilité de la médecine naturelle et la thérapie médicamenteuse.

Aujourd'hui un grand nombre de médecins sont déjà prêts à accepter tous les traitements « qui peuvent aider – mais ne font pas de mal ».

Pour ceux qui n'ont pas encore une grande expérience, la médecine naturelle, reste malheureusement encore un terrain vague où ils hésitent à s'aventurer.

Un grand nombre de malades passent sous silence leurs bons résultats obtenus par la médecine naturelle, parce qu'il ont peur de perdre leur médecin de famille.

Exemples de cas pratiques et rapports de malades

« Je peux vous assurer, que je vais mieux qu'auparavant. Je veux dire, depuis que je prends les gélules de galanga, j'ai observé une réaction positive : je ne me sens pas seulement plus active mais mon état général aussi, s'est bien amélioré.

Je suis allé voir un spécialiste : le cardiologue m'a examiné à fond, a bien regardé les enregistrements de l'électrocardiogramme et les résultats de mon analyse de sang : il a trouvé une amélioration.

Je m'entends très bien avec lui, mais il est encore comme beaucoup de médecins qui ne pratiquent que la médicine traditionnelle : il n'est pas intéressé par la thérapie de Sainte Hildegarde.

De tout ce « mystique » comme il l'appelle, il ne veut rien savoir – n'empêche, mon taux de cholestérol est tombé de 298 à 268 !

Un médecin rédige le rapport d'une patiente : « Madame H. est en traitement chez moi pour une insuffisance cardiaque avec des crises répétitives d'angine de poitrine, des problèmes continuels dus à l'ablation de la vésicule biliaire, une élévation pathologique de lipides dans le sang et un syndrome de la colonne vertébrale. Sur le dernier rapport du laboratoire, les paramètres vitaux correspondaient à la normale : seulement le taux de cholestérol était de 246 mg %. Tension 6/10 ? La numération globulaire était, dans l'ensemble normale, excepté une faible diminution des plaquettes sanguines à 118 000 cellules. Un traitement des crises d'angine de poitrine est proposé par la Molsidomine 1 mg qui a fait disparaître les douleurs au cœur.

La patiente commente : « Je ne prends aucun médicament chimique, même pas de Molsidomine. Ce qui me fait immédiatement du bien, ce sont les comprimés de Fenouil-Galanga et l'élixir d'absinthe. Je ne ressens plus de douleurs, sauf après des gros abus d'alimentation »

Le mieux, c'est de décharger le cœur d'une façon naturelle : il faut éviter l'excès de poids, l'hypertension et le diabète. Avec l'hypertension le risque d'insuffisance cardiaque augmente de plus de 200 %.

Les diabétiques courent un danger trois à huit fois plus élevé qu'un malade normal et chaque kilo de poids en plus surcharge le cœur fatigué.

La patiente souffre de grands épuisements et états de faiblesse à la suite d'une faiblesse constitutionnelle héréditaire, des suites de plusieurs accidents et maladies internes :

Faiblesse du cœur et de la circulation avec la sensation que le cœur se serre, difficultés respiratoires, de digestion, incapacité pour l'organisme de supporter les protéines, mal au cœur et envie de vomir, troubles de l'irrigation cérébrale et périphérique, entraînant une perte de mémoire, l'activité générale est au plus bas, fatigue générale, troubles du sommeil (des réveils nocturnes – ne plus pouvoir dormir en un seul trait et envies d'uriner) prédisposition aux maladies suite aux refroidissements. La patiente se réveille le matin et elle se sent fatiguée à un tel point, qu'elle est inapte au travail.

Au bout de six jours de thérapie au « galanga » (deux comprimés de 0.1g, trois fois par jour) l'organisme est à nouveau irrigué et vitalisé jusqu'aux points les plus faibles du corps.

Deux jours après, la stabilisation du cœur et du système circulatoire est rétablie.

L'alimentation ne provoque plus d'écœurements ou de vomissements. Le troisième jour, un sommeil profond et réparateur revient. Au matin la patiente se sent à nouveau en possession de tous ses moyens, comme cela ne lui été plus arrivé depuis des années.

Le fait de sentir revenir aussi ses capacités créatrices rendent la patiente la plus heureuse : « quelle joie de jouer au piano, de lire et d'écrire ! » Elle retrouve la bonne humeur et la gaieté. Bref, le galanga vitalise toutes les capacités physiques, intellectuelles et spirituelles par son action ordonnée, concentrée et harmonisée.

INFLAMMATIONS DU MYOCARDE
MOBILISATION DU SYSTÈME IMMUNITAIRE

Suite à un système de défense immunitaire affaibli, des inflammations perfides, dues à des bactéries, se multiplient dans le corps, comme dans le cas de la borréliose ou dues à des virus comme dans le cas des maladies grippales,

– et déplacent leur champ de bataille progressivement jusqu'à atteindre le cœur.

– les attaques sont dirigées maintenant contre le muscle cardiaque, exemple l'infarctus du myocarde, ou contre les membranes internes du cœur, exemple l'infarctus de l'endocarde, ou contre l'enveloppe du cœur, comme l'infarctus du péricarde.

La médecine conventionnelle aligne des armes puissantes comme la pénicilline, l'aspirine ou la cortisone qui toutes, provoquent des effets secondaires et génèrent de futures maladies. La médecine de Sainte Hildegarde propose alternativement de mettre en œuvre une saignée et l'absorption de l'élixir à base de lentilles d'eau, pour éliminer les sucs mauvais et mobiliser le système de défense immunitaire du corps.

Exemple de cas

Une patiente de 45 ans souffrait depuis âge de 12 ans d'une fièvre rhumatismale, qui la conduisit à 17 ans à une insuffisance mitrale. À 22 ans, elle souffrait de la maladie de l'oreillette et de douleurs au cœur : une dilatation de la valvule mitrale était nécessaire. Par cette intervention, elle a contracté une hépatite, qui a rallongé son séjour en clinique de deux mois.

A 36 ans, deux autres dilatations se sont avérées nécessaires mais qui n'ont pas apporté le résultat espéré.

Douleurs au cœur, maux de tête, migraines, vertiges et chutes de tension : Son état de santé empirait de jour en jour et diminuait sa résistance physique.

L'électrocardiogramme diagnostiqua un grave rétrécissement mitral permettant seulement une ouverture de la valvule sur un centimètre carré. Les douleurs au cœur étaient si violentes, que même un traitement avec des préparations à base de trinitrine ne pouvaient plus les faire disparaître. En s'amplifiant une crise d'angine de poitrine survint.

C'est seulement après une cure au galanga, que les douleurs furent maîtrisées.

L'ACCIDENT VASCULAIRE CÉRÉBRAL
QUAND L'HOMME S'AIGRIT

L'accident vasculaire cérébral, parfois appelé : apoplexie, du mot grec *apoplexia* qui veut dire chute soudaine. Il est le plus souvent consécutif à une extrême excitation par une violente colère, une crise de rage ou un choc.

Le cas le plus connu est bien celui de la femme de Loth, qui en regardant derrière elle sur la ville détruite de Sodome et Gomorrhe, subit un choc d'une telle violence, qu'elle se pétrifia instantanément.

Un accident vasculaire cérébral du à un manque soudain d'irrigation du cerveau (ischémie) ou à un saignement suite à la rupture d'un vaisseau sanguin, font que les cellules nerveuses du cerveau sont irrémédiablement détruites.

L'importance de la destruction du cerveau dépend des dégâts subis par le tissu nerveux.

Le patient tombe soudainement et subit une paralysie de la moitié du corps. La tête et les yeux penchent en général vers la partie paralysée, le bras et l'épaule sont sans force, la jambe étendue et tournée vers l'extérieur. En général au début, le patient, n'arrive plus à bouger tout seul. Quand le nerf facial est paralysé, le coin de la bouche pend et la salive coule souvent sans contrôle. Les muscles de la mâchoire sont paralysés et le patient ne peut plus avaler. Lors d'une aphasie totale, on observe des troubles du langage, de la lecture, du calcul et de l'écriture. Selles et urines sortent sans contrôle.

Une diminution générale de l'activité cérébrale entraîne une faiblesse de la concentration, de la mémoire et de l'attention. Le patient ne dispose plus de contrôle sur sa vie sentimentale. Sans raison apparente, il peut éclater de rire ou en larmes. L'humeur générale est plutôt désespérée et dépressive. Quand on soupçonne une attaque d'apoplexie, chaque minute est précieuse. Le patient doit être transporté d'urgence à l'hôpital, mais dans le calme.

Stefan Zweig raconte dans sa célèbre narration « La résurrection de Georg Friedrich Händel » le déroulement d'une attaque d'apoplexie avec tous les détails :

« Cela est arrivé le 13 avril de l'année 1737. Toute la maison était ébranlée par un bruit sourd. Quelque chose d'énorme et lourd avait dû s'écraser sur le sol. Le serviteur du compositeur Georg Friedrich Händel monta les marches en courant vers le cabinet de travail de son maître et le découvrit, allongé et inanimé par terre, les yeux ouverts, fixes.

Peu de temps auparavant, Händel était rentré d'une répétition, dans une énorme colère, rouge de rage, le sang pulsait sous sa peau et ses veines étaient saillantes sous les tempes.

Avec un grand fracas il avait claqué la porte derrière lui pour faire les cents pas si violemment que le serviteur pouvait entendre vibrer le plafond du premier étage.

Il n'était pas conseillé de commettre la moindre négligence dans le service pendant les jours de colère du maître.

De l'étage inférieur accourait également l'étudiant Christophe Schmidt, son aide. Lui aussi avait été alerté par un bruit sourd. Il couru chercher le médecin du compositeur de la cour royale. « Quel âge a-t-il ? "cinquante-deux ans" répondit Schmidt. « Un âge redoutable, il a travaillé comme un taureau ».

Le docteur Jenkins se pencha très bas sur le corps. « Mais, il est aussi fort comme un taureau... bon... nous allons voir ce que nous pouvons faire ». Il remarqua qu'un œil, l'œil droit regardait fixement et que l'autre était vif. Pour vérifier, il leva le bras droit, qui retomba comme mort. Puis il leva le bras gauche. Celui-ci resta relevé. A présent, le docteur Jenkins en savait assez.

Sortant de la chambre, Schmidt le suivit jusqu'à l'escalier et demanda, tout peureux, inquiet : « qu'est-ce qu'il a ? » – « Apoplexia ». « Tout le coté droit du corps est paralysé » – « et va-t-il... ? » « Schmidt hésita à formuler ces mots, « va-t-il guérir ? » Le docteur Jenkins se servit une prise de tabac tout en réfléchissant comme si la question était compliquée. Il n'aimait pas ce genre de question. « Peut-être... Tout est possible » Händel eut de la chance. Son repos dans les bains chauds à Aix la Chapelle apporta un peu de rétablissement. Au bout d'une semaine il put à nouveau se déplacer en se traînant par terre. Au bout de la deuxième semaine, il bougea son bras grâce à une incroyable victoire de sa volonté et de sa foi. Il arriva à s'extirper du carcan paralysant de la mort pour saisir la vie avec plus d'envie, d'ardeur. Seuls les convalescents, revenant de loin, connaissent cet incroyable sentiment de bonheur...

Quand l'« Alleluia » tonna pour la première fois, tous les auditeurs se sentirent arrachés, emportés quand à la fin le puissant « Amen » remplit les airs...

L'ovation du public applaudissant debout, fut un vrai triomphe. Le Compositeur s'éclipsa discrètement. Il ne voulut pas remercier les hommes pour leurs félicitations mais... seulement la Grâce qui lui avait inspiré cette œuvre.

Les renseignements suivants nous proviennent du professeur Dr. Michael Herici, un neurologue qui s'occupe de la recherche fondamentale dans le domaine de l'apoplexie. Il est fier, à juste titre, des possibilités actuelles de diagnostic dans une clinique neurologique. Avec le scanner et l'IRM (imagerie par résonance magnétique), on peut rapidement distinguer un saignement cérébral d'une absence de liquide sanguin pour irriguer le cerveau (Ischémie).

Grâce au scanner et à l'IRM, le spécialiste réussit également à localiser en très peu de temps, l'endroit de l'ischémie. C'est seulement à l'aide de différentes procédures ultrasoniques, que peuvent être déterminé quelle artère du cou ou quelle veine cérébrale est rétrécie, quel caillot boucherait un vaisseau ou une artère du cerveau ou du cœur. Selon les différentes causes de ces troubles circulatoires, des mesures thérapeutiques peuvent alors être mises en œuvre. Dans la plupart des cas (chez plus de 70 % des personnes concernées) les caillots se résorbent spontanément, dans les 72 heures. Un tiers au bout de 12 à 24 heures. Si cela n'est pas le cas, on commence une thérapie de lyse, de désintégration du caillot. Mais ceci emmène toujours le risque d'un nouveau saignement.

Chaque année 500 000 personnes subissent une attaque cérébrale, rien qu'en Allemagne. Un tiers en garde des séquelles graves et restent grabataires pour le restant de leurs jours. Cela ne devrait pas être toujours le cas, si on prenait plus au sérieux les premiers signes et les facteurs déclenchant. La médecine traditionnelle a misé pendant trop longtemps sur le mauvais cheval. Le dogme d'après lequel une apoplexie serait la conséquence d'un vaisseau cérébral bouché, d'une artériosclérose, s'est avéré faux dans la pratique.

En particulier à cause des soi-disant éliminateurs de facteurs de risques par des médicaments à base de dissolvants calcaires,

Malgré les produits diminuant les lipides, toute la gamme des médicaments contre les thromboses, les opérations chirurgicales avec poses de by-pass et dilatations de tout genre, le nombre des apoplexies a fait un grand bond en avant ces dernières années.

Cette façon de soigner ne prend pas en compte le fait que, nombre de personnes ne souffrant pas d'artériosclérose puissent être atteints d'apoplexie, ou d'infarctus.

On a pu observer des troubles de la circulation, cérébrale ou cardiaque, même avec des vaisseaux sanguins en bon état.

Par ailleurs, on a pu observer, dans certains cas, que même avec des artères obstruées, les tissus ne se détruisaient pas.

L'artériosclérose suit toujours un processus chronique, puis évolutif pour aboutir en un état durable : elle ne peut être tenue pour responsable du va-et vient d'un précurseur d'une angine de poitrine ou d'une apoplexie. La théorie, selon laquelle une artériosclérose est la cause d'une apoplexie, semble hautement douteuse.

Quelle est donc la vraie cause d'une apoplexie ou d'un infarctus cardiaque ? Sainte Hildegarde aperçoit dans une vision, que l'homme est placé en travers sur l'arbre de la vie et de la connaissance. Il a chuté au moment même où le serpent crache son venin noir, (la mélanche), dans la hanche. Sainte Hildegarde insiste sur l'importance de la bile noire comme source et amplificateur de tous les maux. En effet, la bile noire est une sécrétion du foie, donc un mélange d'acide biliaire et de bilirubine. Scientifiquement, cet aspect se confirme aujourd'hui.

Apoplexie et infarctus cardiaque par excès d'acidité

Le professeur Ernst Edens, (1876-1944) s'était fait la réputation d'un « Pape du Cœur » avec ses découvertes bouleversantes.

En même temps, le docteur Berthold Kern, lui aussi, spécialiste des maladies des organes internes, réalisait un travail de pionnier dans le domaine du cœur.

Tous les deux ont démontré que ni l'apoplexie, ni l'infarctus cardiaque ne pouvaient être la conséquence d'une artériosclérose mais plutôt d'un excès d'acidité dans le corps.

Le trouble local de l'irrigation du sang est provoqué par une acidification des tissus musculaires du cœur ou du cerveau. Il est déclenché par une réaction de stress ou par une erreur d'alimentation. Par une nourriture trop riche en protéines animales. L'assimilation des substances est perturbée par un excès d'urée et d'acide lipidique, 4 fois insaturé. Cet acide est contenu dans les protéines et peut renforcer les processus d'inflammation dans nos vaisseaux et nos organes.

Encore plus marquant est la sur-acidification suite à un accès de colère ou d'une rage violente. A ce moment-là, dans le foie se libère la bile, un acide qui modifie la valeur normale du pH, légèrement basique de 7.4 vers une acidité plus grande. Les plaquettes sanguines perdent leur élasticité et se figent (agrégation thrombocyte). La circulation sanguine est ralentie et va stagner. A partir de ce moment, les tissus ne sont plus irrigués par le sang, et donc vont manquer d'oxygène et mourir.

Je me souviens encore très bien d'une conférence pendant mon activité en milieu industriel, où deux dirigeants d'entreprises se sont tellement querellés, qu'un des deux est tombé d'un coup comme paralysé. Il a fallu le transporter à l'hôpital. Une thrombose s'était formée en profondeur dans la jambe à cause de cette colère.

La meilleure protection contre les ennuis et l'amertume consiste à diminuer consciemment les tensions qui nous oppressent par la prière, le chant ou le rire ou encore par le vin trempé tel que Sainte Hildegarde nous le recommande :

Recette pour la préparation du vin trempé

Portez un verre de vin à ébullition pendant une minute, dés l'apparition de bulles, versez un verre à liqueur d'eau froide. Buvez par petites gorgées.

Après une consommation de ce vin, les tensions vont s'apaiser et vous vous sentirez paisible comme si rien ne s'était passé. Dans la plupart des cas, alors on ne peut que rire de sa propre réaction de colère.

Signaux d'alerte pour une menace d'apoplexie

Contrairement au cœur, le cerveau ne peut pas se faire remarquer par une douleur. Mais presque toutes les apoplexies s'annoncent par des troubles circulatoires brefs, qu'on peut appeler « des troubles passagers de la circulation du sang » ou « des attaques ischémiques transitoires » (AIT) La sur-acidité se développe brusquement et peut durer alors pendant des minutes, des heures et même pendant des jours. Les signaux d'alerte doivent être pris très au sérieux :

– apparition soudaine de perte de sensibilité d'une moitié du corps, mais passagère

– paralysie de la face, des bras ou des jambes

– perte soudaine de la voix, difficultés à comprendre un mot

– troubles de la vue ou perte de la vue pendant quelques secondes

– vision « en double »

– vertige soudain ou vertige avec sensation de rotation

– maux de tête soudains et sans raison apparente

Plus les signaux précurseurs sont faibles, plus ils peuvent durer des heures, des jours, et plus souvent ils peuvent se répéter sans conduire à la catastrophe. A l'inverse, plus le signal est fort, plus le risque d'une crise cardiaque ou d'une apoplexie est élevé.

Même en cas de signaux d'alerte violents, la prise de galanga aide de façon fiable à maîtriser la situation. On prend dans une telle situation trois fois un comprimé de galanga de 0,1g à intervalle de cinq minutes. Grâce à sa capacité de relaxation sur les crampes en général et son efficacité d'empêcher un colmatage des thrombocytes, les signaux d'alerte disparaissent très rapidement. Un temps précieux est gagné. Par sécurité, une admission immédiate à l'hôpital est tout de même nécessaire.

Un exemple de cas

Soudain un artisan menuisier de 60 ans perdit sa voix au volant de sa voiture. Il sentit son visage comme enveloppé d'une fourrure, le bras gauche perdit sa vigueur et tomba du volant avec une sensation de picotement et de paralysie. Immédiatement il s'arrêta sur la bande d'arrêt d'urgence et laissa fondre trois comprimés de galanga dans sa bouche. Dix minutes après, ces symptômes disparurent, la sensation revint normale sur son visage et dans son bras. Malgré tout, l'homme se rendit à l'hôpital et se fit examiner. Une heure et demi plus tard, on lui fit un électrocardiogramme qui ne donna aucun signe d'inquiétude. Au bout d'un jour en observation, le patient put sortir de l'hôpital, les perfusions habituelles n'étant plus nécessaires.

Quel que soit le processus exact du mécanisme biochimique, on s'accorde à dire, qu'une apoplexie et un infarctus du myocarde, dans la plupart des cas, seraient dus à 80 %, à la suite de troubles circulatoires. La médecine de Sainte Hildegarde, qui mise sur le corps humain entier, offre des possibilités merveilleuses de prévenir naturellement une apoplexie ou un infarctus cardiaque.

D'abord une alimentation régulière à base d'épeautre assure « un bon sang ». L'épeautre, comme céréale de base avec sa richesse en minéraux et en oligo-éléments génère une valeur de pH constante. Le sang ne s'acidifie pas rapidement.

La médecine de Sainte Hildegarde connaît un grand nombre de remèdes contre la « mélancolie » qui permettent de neutraliser l'acidité de la bile : le fenouil, les graines de psyllium, l'anthémis Pyrèthre, les biscuits de la joie, le vin trempé ainsi que l'élixir d'arum tacheté contre les vraies dépressions.

La meilleure protection contre l'infarctus cardiaque et l'apoplexie sont les saignées, pratiquées dans l'esprit de Sainte Hildegarde : la mauvaise bile noire est extraite et les forces immunitaires propres du corps sont activées.

Les découvertes scientifiques récentes confirment l'efficacité particulière de ces saignées. Par l'écoulement d'environ 200 ml de sang, on élimine environ 100 g de protéines sanguines. Elle ne dilue pas seulement le « sang épais » en le rendant à nouveau fluide, mais fait baisser aussi la valeur hématocrite en dessous du seuil critique de 42 %. Ainsi s'améliorent la circulation du sang, les échanges organiques et toute la fonction de santé du cerveau et du cœur.

TROUBLES DE LA CIRCULATION DU SANG CAUSÉES PAR UNE MAUVAISE COAGULATION

Une apoplexie et un infarctus cardiaque peuvent aussi être provoqués, dans une moindre proportion, (10 %), par une mauvaise coagulation du sang, formant un caillot, devenant ainsi une menace pour la vie : les vaisseaux se bouchent et contribuent à la formation de thromboses.

En particulier, les plaquettes sanguines, les thrombocytes peuvent rester collés sur les parois des vaisseaux enflammés. Cette coagulation génère de la fibrine, et forme un caillot de sang : la thrombose.

Le caillot peut interrompre l'alimentation en oxygène et en sang qui sont vitaux pour les cellules musculaires du cœur et du cerveau.

Un infarctus ou une attaque cérébrale très dangereuse peuvent être déclenchés. Ils s'avèrent souvent mortels.

En clinique, on essaie de dissoudre le caillot au plus vite en prenant un nouveau risque : la vitesse de coagulation du sang est diminuée. En cas d'un nouveau saignement, le corps peut perdre beaucoup de sang sans contrôle.

La plupart des médicaments blessent les parois des vaisseaux. Ces blessures s'appellent angéites et provoquent de surcroît des inflammations, favorisées par les protéines animales contenues dans le sang. Une des composantes de cette protéine est un acide, qu'on appelle acide lipidique, et qui précisément contribue aux développements des inflammations sur les parois des vaisseaux.

Une alimentation saine basée sur l'épeautre, des fruits et des légumes ainsi qu'un style de vie équilibré sont la meilleure prévention contre l'apoplexie et l'infarctus du myocarde.

L'ARTÉRIOSCLÉROSE
LA MALADIE POPULAIRE NUMÉRO UN

Quoique l'homme « soit par nature étonnamment sain », il doit affronter au cours de sa vie un certain nombre d'obstacles. Il s'en sort grandi, pas seulement au niveau spirituel mais aussi en forces physiques.

Ainsi Sainte Hildegarde décrit dans sa vision sur la création que l'humanité peut atteindre la « voûte céleste » en suivant une série de processus d'apprentissages.

On les désigne habituellement aussi comme la lutte pour la vie : à peine né, le tout petit est pourchassé par un grand nombre de diablotins (les maladies d'enfances), parfois même enchaîné et torturé.

Ces épreuves renforcent l'enfant qui peut s'enfuir, mais il est à nouveau rattrapé et enfermé dans une cave où il sera pressé jusqu'à la dernière goutte de sang (sérum de la vie). Ici encore, la jeune personne peut survivre et grandir. Mais l'adulte enfin, sera éprouvé par des tentations comme manger et boire à l'excès (facteurs de risques).

Pendant qu'il s'élève, le niveau des obstacles augmente de plus en plus. Finalement il pourra atteindre le niveau supérieur, la voûte céleste d'or, le bonheur éternel, la béatitude universelle : sous la protection divine, il trouve la Paix. Aucune flèche ne peut plus l'atteindre parce que l'ange protecteur le couvre de ses mains.

De la même façon les symptômes de l'artériosclérose sont porteurs des différents messages. Ils doivent attirer notre attention sur les facteurs de risques de cette maladie et plus encore : en faire prendre conscience pour la surmonter naturellement.

Ne pas chercher à la maîtriser par les moyens chimiques ou la dominer par la force, ce qui entraînerait pour la santé des troubles encore plus graves.

Les symptômes de l'artériosclérose

– mains et pieds froids
– des crampes dans les mains et les pieds
– sifflements dans les oreilles
– perte de la mémoire
– sensations de vertiges
– troubles respiratoires au moindre effort, ou en s'allongeant.
– douleurs rayonnantes dans la poitrine et dans la jambe gauche

L'artériosclérose se répand sur le monde occidental comme un fléau, comme la peste. Déjà plus de 50 % des humains souffrent de cette maladie populaire numéro un.

Il y a 850 ans, Sainte Hildegarde décrivait par ces visions cette maladie.

Elle a surtout pointé du doigt ses origines qui se trouvent souvent dans l'âme comme le manque d'amour, la peur, les soucis, la tristesse, la dureté de cœur ou l'avidité.

Ces facteurs internes sont beaucoup plus déterminants que les conditions externes pour le développement de l'artériosclérose.

Ainsi on a pu observer cette maladie chez de très jeunes soldats, exposés à la peur et à l'horreur de la guerre et qui sont morts sur les champs de batailles au Vietnam et en Corée.

Par les autopsies on a constaté, qu'au moment de la mort, ils avaient déjà souffert d'artériosclérose.

Les véritables causes qui déclenchent l'artériosclérose resteront inconnues à la médecine conventionnelle tant qu'elle s'occupera exclusivement des facteurs de risques externes et ponctuels.

Ne vous êtes vous jamais étonnés, que les résultats des recherches aillent toujours dans le sens de celui qui finance les études ? Tantôt c'est l'industrie de la margarine, puis celle du colza, ou encore l'industrie alimentaire avec ses filières ovines et bovines, du poisson ou l'industrie pharmaceutique avec les producteurs de vitamines et de minéraux. Même les fabricants d'huile d'olive sont dans le collimateur. Ici, nous nous rappelons l'avertissement de Sainte Hildegarde : « l'Huile d'olive ne vaut pas grand chose pour la nourriture, car elle écœure, et rend d'autres plats indigestes. L'huile d'olive est une huile insaturée par différents éléments et extrêmement sensible à l'oxydation. Ces oxydes peuvent conduire à des dépôts dans les vaisseaux.

Jusqu'où peut être poussée l'absurdité des recherches ? Exemple : le fameux « paradoxe français » d'après lequel les français auraient un taux relativement bas de décès par l'infarctus du myocarde, grâce à la consommation du vin rouge. Dans la coulisse de cette « vérité » se cachent des astuces de prestidigitateur, pratiquées par les statistiques de l'industrie vinicole : en France, un grand nombre de personnes vivent avec une cirrhose de foie et en meurent prématurément ; ils échappent aux statistiques sur l'infarctus cardiaque.

Nous serions bien inspirés, si nous nous posions quelques questions critiques en face de chaque résultat de recherches scientifiques avant de nous laisser influencer par ces études et leurs sponsors.

L'artériosclérose est apparue seulement à l'époque baroque. A cette époque une mince couche sociale aisée vivait dans l'opulence, et c'est là qu'apparaissent les premières victimes.

Le petit peuple cependant, se nourrissait simplement et restait épargné par cette maladie.

L'accès à la prospérité a propagé l'artériosclérose en fléau populaire.

Il y a 850 ans, Sainte Hildegarde a décrit et détaillé avec précision les symptômes de l'artériosclérose. Elle a même désigné le remède universel, la boisson à l'absinthe, pour la guérir et pour l'éviter : « le grand maître contre tous les épuisements » (principalis magistra ad omnes languores).

L'élixir d'absinthe élimine en toi :

– La faiblesse des reins (néphrose)

– La dépression (la bile et la bilirubine)

– Il illumine tes yeux,

– Renforce ton cœur (contre la sclérose coronaire)

– Ne permet pas que tes poumons soient malades (disposition aux affections grippales)

– Il réchauffe ton estomac et ton intestin (bonne irrigation efficace contre la sclérose des organes abdominaux)

– Il nettoie tes entrailles

– Il assure une bonne digestion

L'artériosclérose est, d'après Sainte Hildegarde, une réaction en chaîne. Elle peut être déclenchée par une faiblesse rénale. Lors de ce processus, des déchets et des résidus de l'assimilation peuvent se déposer dans les vaisseaux, autour des organes et dans les tissus conjonctifs (liens entre les différents organes).

L'œil est le tissu le plus sensible et réagit en premier par rapport à ces dépôts.

L'altération peut commencer avec un affaiblissement de la vision ou un début de cataracte.

Typiques sont aussi les troubles de la circulation du sang au niveau du cerveau et du cœur. Dans la phase finale, ils peuvent devenir des avertisseurs d'attaques ischémiques transitoires qui précèdent toujours une attaque cérébrale ou une douloureuse crise d'angine de poitrine. Elles peuvent tout à fait évoluer vers un infarctus cardiaque.

La conséquence d'une artériosclérose est aussi le syndrome de Roemheld : des douleurs au niveau du diaphragme et pression sur le cœur ou sur le foie.

Ces douleurs peuvent aussi annoncer et conduire à l'infarctus cardiaque ou des coliques biliaires.

Exemple de cas vécu

Une patiente qui a beaucoup fumé auparavant, se retrouve depuis 1985 avec un niveau de cholestérol de 357 mg %, avec une valeur de décantation sanguine élevée de 24/49 mm nW, avec un excédent d'enzymes du foie, des flatulences dans l'abdomen supérieur et des douleurs oppressantes dans la vésicule biliaire manque d'appétit, constipation, pertes de mémoire et état d'épuisement, maux de tête et manque d'énergie. Après une saignée et la prise d'élixir d'absinthe, un régime à base d'épeautre, le niveau du cholestérol a baissé en six mois à un niveau de 220 mg %. La mémoire s'est améliorée et les maux de tête ont diminué. La peau a repris une apparence saine et tendue. La digestion s'est normalisée : de deux selles par semaine elle en revient à quatre. Les aérophagies ont disparu.

Le professeur le Dr L. Wendt de Frankfort s'est beaucoup occupé de la diminution des dépôts de protéines dans les artères.

Il a réussi à prouver que ces dépôts proviennent d'une alimentation trop riche en protéines animales.

Une grande enquête a été réalisée par l'Organisation Mondiale de la Santé (OMS) sur un échantillon de personnes entre 45 et 75 ans. Elle a effectué une étude comparative des différents apports en protéines.

Les protéines lactées représentent 93 % des protéines qui génèrent et influencent le développement de l'artériosclérose.

L'apparition de l'artériosclérose est proportionnellement dûe à

58 % à la viande
60 % œufs
76 % la graisse animale
81 % protéines animales
84 % sucre
88 % gras laitier (beurre, crème)
88 % produits laitiers (fromages)
93 % protéines laitières (sans fromages)

Les protéines animales représentent la plus grande partie de la formation de ces dépôts. Elles ont la particularité, d'être très proche des protéines humaines. Dans la plupart des cas, les protéines végétales ont un manque en acide aminée, de telle façon, que cette absence peut absorber et ainsi contribuer à la diminution des dépôts de protéines.

Ces dépôts peuvent être diminués par des thérapies de jeûne et des saignées spécifiques, pratiquées selon l'enseignement de Sainte Hildegarde. L'évacuation des déchets est favorisée en buvant de la tisane de fenouil, par l'activité physique et du sport. Plus on commence tôt le traitement, y compris la thérapie de jeûne, plus le résultat devient probant et visible. Même des patients avec une artériosclérose avancée, obtiennent des résultats étonnants.

Les facteurs de risques émanant de l'âme, qui conduisent à l'artériosclérose peuvent être détectés, traités et éliminés au mieux, par le jeûne préconisé par Sainte Hildegarde. Un style de vie, qui s'inspire des six « Règles d'Or de la Vie » également établies par Saint Hildegarde, est la meilleure protection pour éviter les maladies qui affectent le cœur et la circulation du sang.

DEUXIÈME PARTIE

LES PLANTES ET LES ANIMAUX

Exemple de cas pratique

Un patient, âgé aujourd'hui de 67 ans, avait subi il y a onze ans, un grave infarctus du péricarde. Il était resté dix jours en service de réanimation à l'hôpital. Il a été traité avec les moyens chimiques habituels pour les coronaires tels que la « trinitrine », des bêtabloquants, des antagonistes du calcium et des « digitaliques ». Sous l'influence de ces médicaments, le patient avait traîné sa souffrance et ses continuelles douleurs au cœur pendant trois mois. En alternance avec les remèdes chimiques, il s'est fait administrer des comprimés de fenugrec, bu la boisson au fenouil et pris le mélange de fenugrec en poudre ce qui lui permit d'arrêter progressivement les médicaments. La prise enfin du mélange de fenouil en poudre, lui permit de se rétablir totalement. Aujourd'hui, il se réjouit de son excellente santé, peut faire des efforts et jouer au tennis. Pendant l'activité sportive, il porte une chaîne avec une émeraude pour le cœur, qui lui procure l'énergie et la concentration nécessaire.

Bien entendu, depuis longtemps il a modifié son alimentation : il mange de l'épeautre, des fruits et des légumes. Une ou deux fois par an il observe un jeûne d'après les directives de Sainte Hildegarde. A la suite de chaque « grande cure du cœur » basée sur le fenugrec, son régime se poursuit avec la « petite cure pour le cœur » comme thérapie permanente, basée sur la prise régulière de galanga (une à trois fois par jour) et la boisson au persil (un à trois verres d'élixir par jour après les repas).

Les 35 remèdes pour le cœur, qui nous sont proposés par Sainte Hildegarde dans son « art de guérir », nous offrent de formidables possibilités de traitements divers et variés.

Les cures pour le cœur les plus importantes ont été pratiquées dans la « Maison de Cure de Sainte Hildegarde » à Allensbach au bord du Lac de Constance. Elles ne servent pas uniquement au rétablissement après un infarctus cardiaque, mais avant tout à la prévention de l'ensemble des affections du cœur et de la circulation du sang.

Une fois que nous avons pris connaissance de « l'Art de guérir de Sainte Hildegarde » et de l'interaction du corps et de l'âme, nous ne sommes plus étonnés que les maladies du cœur et de la circulation du sang représentent la principale raison de décès dans notre monde dit « civilisé ».

Pour que le cœur finisse par lâcher, le patient a dû ignorer un certain nombre d'avertissements, comme des clignotants orange voire même des feux rouges.

Normalement, la personne en position de risque est alertée quand il est encore temps.

Elle est avertie du danger imminent et de la possibilité d'une fin fatale.

Tant que les causes, et en particulier celles émanant de l'âme de l'homme, décrites par Sainte Hildegarde, demeureront ignorées, le nombre des infarctus cardiaques continuera inexorablement à croître et les maladies de la circulation du sang prendront encore plus d'ampleur et resteront pour ainsi dire « incurables ».

L'âme blessée n'est pas soignée, ni avec des cathéters ni avec des by-passes. Encore moins peut-on la réparer avec une transplantation cardiaque ou extirper les facteurs de risques avec le puissant « gourdin » chimique.

Le livre « Amour au lieu de Valium » du président de l'ordre des médecins berlinois, E. Huber décrit l'ambiance contradictoire qui règne entre de nombreux cardiologues.

Nombreux sont ceux qui ne nient plus la relation étroite du corps humain avec son âme. Des États-Unis nous parviennent de multiples études qui tendent à prouver l'efficacité des moyens de soins grâce à une interaction avec l'âme.

Un bon exemple est l'étude clinique, réalisée par le cardiologue Randolph Byrd à l'hôpital général de San Francisco. Il sépare en deux un groupe de 394 patients, opérés du cœur et auxquels on a placé des by-passes.

Pour le premier groupe, le traitement postopératoire est accompagné de prières : mais les intéressés ne le savaient pas. Le second groupe reçoit uniquement les soins habituels. Byrd découvre alors, que le second groupe examiné, privé de prières, consomme cinq fois plus d'antibiotiques contre les troubles de la cicatrisation des lésions opératoires. Il y observe également trois fois plus de complications graves que dans le premier groupe qui bénéficie des prières.

Après avoir survécu à un infarctus cardiaque, 90 % des patients souffrent de douleurs résiduelles et vivent avec un risque élevé de rechute.

La médecine conventionnelle aligne alors de « grosses Berta » des gros canons pour tirer avec d'énormes boulets chimiques sur le corps humain croyant gagner la lutte contre ces facteurs de risque. Dans la thérapie cardiaque, on utilise jusqu'à sept familles de produits pharmaceutiques pour rendre le cœur à nouveau « harmonieux ».

Nous y trouvons les dérivés à base de trinitrine, des bêtabloquants des alpha-bloquants, des antagonistes de calcium, des ACE, des comprimés pour le drainage ou des diurétiques, des réducteurs d'agrégation de thrombocytes comme les acides acétylsalicyliques ASS et des diluants pour le sang tels que le « Marcumar », et pour couronner le tout, le niveau de cholestérol est maintenu sous contrôle avec des réducteurs lipidiques.

Tous ces médicaments chimiques ont un point commun : le corps humain les perçoit comme un poison.

Le patient réagit à leur absorption avec écœurement, vertiges, vomissements et maux de tête. Finalement tous ces « produits pour le cœur » amplifient les insuffisances cardiaques déjà existantes. Ils nuisent aux reins et au foie, puis conduisent aux contrariétés psychiques graves, aux dépressions et à la perte du désir sexuel.

Le fait le plus grave est que malgré toutes ces mises en œuvre médicamenteuses, les facteurs d'origine, qui ont déclenché la maladie du cœur ne sont pas pris en compte.

Pourtant, tous les cardiologues progressistes admettent que la nourriture et le style de vie influencent le développement des maladies du cœur et les troubles de la circulation du sang.

Les directives pour la prévention des affections du cœur et de la circulation du sang, émises par les organismes officiels, tel que l'« Office pour la Nourriture », sont extrêmement basiques : « ne manges pas trop gras, ne prends pas trop de sucre, ne manges pas trop, bois moins d'alcool, fumes moins de cigarettes, prends moins de drogues... »

La sagesse populaire formule déjà très clairement avec ses dictons un certain nombre de causes aux maladies cardiaques :

– « j'ai le cœur qui saigne »
– « ça me retourne le cœur »
– « ça me soulève le cœur »
– « j'ai le cœur lourd »
– « j'ai le cœur brisé »
– « ça me fend le cœur... »
– « il a un cœur de pierre »
– « j'ai quelque chose sur le cœur »
– « je te parle à cœur ouvert »
– « écoutes ton cœur ! »
– « ne prends pas les choses à cœur »
– « tu m'enlèves un poids du cœur »
– « il a un cœur de lion » etc...

Et dans le livre de la sagesse nous lisons : « un cœur gai fait du bien au corps mais un esprit troublé laisse dessécher nos os ».

Sainte Hildegarde situe l'âme de l'homme dans le cœur. A partir du cœur, ce siège central, l'âme construit le corps comme un maçon bâtit une maison. Elle voit l'origine des maladies cardiaques dans les émotions de l'âme et décrit les sentiments, les pensées et les humeurs qui peuvent secréter de bons ou de mauvais sucs qui soit renforcent soit affaiblissent le cœur.

Par conséquent, le cœur est comme une « usine à pensées » dans laquelle sont produites des sensations, qui peut déverser des hormones et créer une ambiance joyeuse ou triste pour l'homme.

Ainsi l'âme habite aussi dans le cœur, comme dans une maison. Les pensées entrent et sortent, comme par une porte, et l'âme les observe, comme à travers une fenêtre. Elle sent ses forces (chaudes) comme la fumée d'un feu allumé dans la cheminée. Cette fumée monte jusqu'au cerveau où elle est examinée et filtrée.

Car si l'homme n'avait pas de pensées, il n'aurait pas de connaissances non plus.

Il serait comme une maison sans porte ou fenêtre et sans cheminée.

Les pensées véhiculent la connaissance du bien et du mal : ainsi elles mettent de l'ordre en toute chose.

Ce sont les pensées qui génèrent la bonté, la sagesse, mais aussi la bêtise et toute chose semblable.

Les mauvaises pensées peuvent aussi émaner du cœur et passer par la porte.

Plus loin, un chemin conduit du cœur vers l'action : l'homme met en pratique ce qu'il pense. Les forces des pensées montent donc au cerveau. Le cerveau retient ces pensées parce que celui-ci humidifie tout le corps comme la rosée humecte toute la nature. Quand cette humidité, ces sucs dans l'homme ont une odeur désagréable ils sont mauvais.

Un genre de fumée nuisible s'élève alors vers le cerveau ».

Mais des mauvais sucs viennent aussi d'erreurs dans notre alimentation ou des « poisons culinaires ». Sainte Hildegarde pense qu'il y a des éléments subtils nocifs dans les fraises, pêches, prunes et poireaux. Elle évite en particulier les crudités car : « si l'estomac est irrité par des aliments nuisibles et la vessie affaiblie par des boissons malsaines, tous les deux vont secréter un mauvais suc et envoyer une fumée désagréable au cerveau ».

Les affections du cœur proprement dit, se produisent quand les « mauvais sucs » se mélangent avec la « bile noire » comme elle l'appelle et qui sont en fait l'acide biliaire avec son liquide de pigmentation. Il est produit par le foie et endommage le cœur...

« Quand ces mêmes sucs dans les entrailles, dans la rate de l'homme, ont dépassé le seuil acceptable et plongé le cœur dans l'embarras, des sucs retournent à la bile noire et se mélangent avec elle. Ainsi excitée, cette bile noire se mélange et s'élève malgré elle avec d'autres sucs en forme de fumée noire, de mauvaise fumée, vers le cœur, le fatigue par de nombreux et soudains tourments ».

Les personnes dans un tel état, tristes, grognons, mangent et boivent peu. Leur corps maigrit et parfois ils ne peuvent presque plus se tenir debout. Ils souffrent fréquemment de renvois. »

Sainte Hildegarde voit donc la rate comme organe de désintoxication pour le cœur. Elle filtre les substances nocives (noxi humores) et protège ainsi des maladies du cœur.

Lors du traitement d'une affection cardiaque, la rate doit, en effet, toujours être prise en considération et traitée simultanément.

Les châtaignes grillés sont le remède idéal pour la rate. Sainte Hildegarde les recommande comme remède préventif et curatif des maladies cardiaques.

Sainte Hildegarde ne connaît pas moins de 35 facteurs déclenchant des maladies cardiaques dont l'origine est déterminée par l'âme.

Mais elle indique aussi 35 remèdes pour l'âme. De plus, elle nomme 35 remèdes pour le cœur.

Une combinaison efficace des différents remèdes sont regroupés dans la « grande cure du cœur ». Sainte Hildegarde la décrit dans son ouvrage médical : *Les Causes et les Remèdes*. Cette « Grande Cure Cardiaque » est indiquée et peut être pratiquée une ou deux fois par an, pour toutes les affections organiques du cœur. Les comprimés de fenugrec, la boisson à base de fenouil et le mélange de fenugrec en poudre font partie de cette cure.

La « Grande Cure pour le Cœur »

Elle est recommandée pour des affections organiques du cœur, des maladies cardiaques, des douleurs résiduelles au cœur

Comprimés de fenugrec

« Quand les mauvais sucs dans les viscères (entrailles et glandes) et aussi dans la rate humaine ont pris trop d'impor-

lixir de persil

« Celui qui souffre de douleurs au cœur, ou à la rate ou dans es cotés, se cuira du persil dans du vin et rajoutera un peu de inaigre (de vin) et assez de miel. Il le tamisera dans un linge filtre). La boisson ainsi préparée : « le Vin pour le Cœur », lui era le plus grand bien. » (PL 1159 A)

ecette : Vin au persil « Vin pour le cœur »

10 brins de persil
2 Cuillères à soupe de vinaigre de vin
80-150 grammes de miel
1 litre de bon vin, issu de l'agriculture biologique.

Il faut laisser bouillir pendant cinq minutes les brins de persil, le vin et le vinaigre. Ensuite on rajoute le miel et on fait bouillir l'ensemble encore cinq minutes. La cuisson est importante, car seulement à la température d'ébullition les éléments actifs du persil et du miel peuvent se lier pour former un composé efficace que nous appelons « composé glycolique pour le cœur ». Pour les personnes qui souffrent de diabète, on se contente de 80 grammes de miel par litre de vin. Avant la mise en bouteilles stériles, écumer la mousse. On pourrait appeler cette boisson « Vin pour le Cœur » mais elle est plus connue sous l'appellation « Élixir de persil ».

Mode d'emploi : Trois fois par jour, consommer un verre à liqueur après les repas. Cet élixir de persil peut être renforcé, en rajoutant une racine de persil à la cuisson. On obtient une meilleure efficacité diurétique.

« L'élixir de persil fort » : une autre variante de cette boisson est obtenue en rajoutant quelques gouttes d'aubépine. (25 à 30 gouttes de teinture de crataegus) pour irriguer le muscle cardiaque et pour rendre le cœur plus vigoureux. Avec ce vin, les douleurs fonctionnelles du cœur disparaissent. Ce sont justement ces douleurs que l'électrocardiogramme ne peut déceler : alors que le patient souffre quand même. Une telle cure est tance et ont causé une grande souffrance au cœur avec sa *mélancolie*, il devrait prendre du galanga et du pyrèthre d'Afrique à part égale, rajouter du poivre blanc, proportion un quart d'un des deux premiers et réduire le tout en poudre. Ensuite il devra prendre de la farine de fève et la rajouter à ce mélange poudreux. Avec le jus de fenugrec, sans adjoindre ni eau, ni vin, ni aucun autre liquide, bien malaxer et former des petites galettes (comprimés) et laisser sécher par l'action de la chaleur du soleil. S'il y a du soleil, donc en été, ces galettes lui serviront pendant l'hiver. Il pourra manger ces galettes avant et après les repas. Ces galettes adoucissent les douleurs et les souffrances du cœur... » (CC 174.21)

Recette : Comprimés de fenugrec

Un comprimé, autorisé en Allemagne comme médicament, contient entre autres 100 mg de galanga, 100 mg pyrèthre d'Afrique et 300 mg de poudre de grains de fenugrec.

Mode d'emploi : trois fois par jour, à prendre ensemble avant et après les repas, avec une pointe de couteau de farine de fève. Aussitôt après, on prendra un verre à liqueur de tisane de fenouil.

Les comprimés de fenugrec sont le remède le meilleur et le plus efficace, pour le cœur, dans la médecine de Sainte Hildegarde. Ils fortifient le muscle cardiaque et favorisent une bonne irrigation.

La boisson au fenouil

« Après cela » nous dit Sainte Hildegarde, « après les *comprimés* de fenugrec, on prendra pour un volume de réglisse cinq volumes de fenouil, autant de sucre que de réglisse et on rajoutera encore un peu de miel. On le cuira et en fera une boisson pour la joie. On en boira avant et après les repas contre les douleurs du cœur ». (CC 175.1)

Recette : boisson au fenouil

- 50 g de graines de fenouil
- 10 g de poudre de réglisse
- 20 g sucre
- 25 g miel
- 50 cl d'eau

Fenugrec – mélange de poudres

« Prends maintenant du poivre blanc », poursuit Sainte Hildegarde », et rajoutes du cumin un tiers par rapport au premier et encore du fenugrec, la moitié par rapport au cumin. Tu réduis ce mélange en poudre. Avant de sentir une défaillance au cœur ou quand il commence à te faire mal, mâches cette poudre lentement. Mets en une petite quantité sur un bout de pain. Tu peux la manger l'estomac vide ou après le repas. » (CC 175. 5)

Recette : Mélange de Fenugrec en poudre

- 60 g poivre blanc moulu
- 20 g de graines de cumin en poudre, ou de carvi
- 10 g de graines de fenugrec en poudre

Mode d'emploi : chaque jour une à trois pointes de couteau saupoudrées sur du pain à manger après les repas. En cas d'apparition de douleurs au cœur, on peut aussi manger sans crainte de ce « Pain pour le cœur » entre les repas.

Certains patients ressentent des douleurs au cœur après avoir mangé du cumin. Pour eux, la « Grande Cure pour le Cœur » n'est pas appropriée. Ils peuvent s'orienter vers la « Petite Cure pour le Cœur »

Quelques exemples de cas vécus

Une institutrice de 35 ans souffrait tous les jours d'attaques cardiaques avec des douleurs au cœur et une forte sensation d'étouffement.

Elle devait changer ses vêtements mouillés de trar plusieurs fois par jour. Vertiges et syncopes aggravè état. Le cardiologue ne trouva pas de cause organique.

Une cure à base de fenugrec et une saignée firent di les attaques, vertiges, syncopes et transpiration. L'éta s'améliora.

Une patiente, retraitée de 72 ans souffrait depuis de d'un défaut congénital au niveau des valvules de son c(se plaignait de problèmes respiratoires, de fatigue et d faiblesse Les douleurs au cœur, disparurent :

Après une saignée et une cure au fenugrec, elle ne plus ces grosses fatigues.

Un retraité souffrait de troubles de la circulation du niveau du muscle cardiaque. On devait lui faire un Avec la simple prise de gélules de galanga, les syndr(Roemheld disparurent.

Après une saignée et la « Grande Cure pour le Cœu que les comprimés de fenugrec, la boisson au fenou mélange de poudre de fenugrec, son état général redev mal.

La plaque de jaspe rouge régularisa le rythme cardiaq régime à base d'épeautre, de fruits et de légumes cont rendre l'opération de pontage inutile.

La « Petite Cure pour le Cœur »

Dans la « Petite Cure pour le Cœur » l'élixir de persil des Cardiaques ») et les comprimés de galanga forment l tiel de la cure. Après les repas, on laisse fondre sur la lan comprimé de galanga et on prend ensuite un verre d'él persil.

Recommandé pour : faiblesses du cœur, ratés du rythn diaque, vieillissement du cœur, irrigation sanguine de l'est manque d'énergie, douleurs au cœur causées par le stress leurs nerveuses arythmiques du cœur, système veineux f avec des œdèmes dans les jambes et dans les poumons.

excellente pour la régulation de la tension : une tension faible est rehaussée, l'hypertension est abaissée.

Quand cette thérapie est commencée assez tôt, cette boisson peut éviter des affections cardiaques et même complètement guérir des pathologies lorsqu'elles se trouvent à un stade débutant. Il s'agit d'un véritable remède de base.

Cette boisson au persil et au miel s'est avérée d'une excellente efficacité pour les affections du cœur d'origine rhumatismale, des faiblesses cardiaques ou même des maladies grippales. Lors d'une faiblesse du cœur, en particulier pour les personnes âgées, quand le traitement par un remède comme la Digitaline est envisagé, on devrait toujours essayer l'élixir de persil. Après un infarctus du myocarde, pendant la convalescence, cette boisson élimine toutes les douleurs restantes.

Exemple de cas vécu

Une patiente de 55 ans souffrait depuis des années d'une tension faible. Un dimanche, elle s'évanouit pendant la messe, elle est transportée à l'hôpital le plus proche. Pendant le trajet, elle prend une gélule de galanga toutes les cinq minutes. A l'hôpital, on lui fait un électrocardiogramme et une analyse de sang, mais on ne trouve aucune indication inquiétante. La patiente put quitter l'hôpital selon son désir.

Après une cure à base de galanga et d'élixir de persil la circulation du sang se normalisa et en trois jours, la tension remonta à 12 / 8 et tous les problèmes disparurent rapidement. Par la suite elle n'a plus souffert du cœur.

Galanga (Alpina officinarum, le petit galanga)

Recommandé pour les douleurs et faiblesses du cœur, crises d'angine de poitrine, convalescence et prévention des infarctus du myocarde, problèmes de digestion, pathologies au niveau de l'estomac et des intestins (syndrome de Roemheld), règles difficiles, maux de tête, crises pseudo épileptiques, troubles de la circulation, épuisements et états de faiblesse.

Les préparations officinales à base de galanga sont les premiers médicaments complets de l'art de guérir selon Sainte Hildegarde, et de plus, elles sont scientifiquement reconnues.

Nos recherches spécifiques et leur publication en Allemagne ont permis de faire reconnaître le galanga depuis 1984 par le Bureau Fédéral de la Santé de l'époque, comme efficace et sans danger. A présent, le nouveau « Institut Fédéral pour la Sécurité des Produits Pharmaceutiques » a renouvelé l'approbation, et classifié les préparations de galanga comme médicament.

Celui qui souffre de douleurs du cœur et qui est menacé par une syncope provoquée par le cœur, devrait manger sans tarder une quantité suffisante de galanga, et son état s'améliorera » (PL 1134 A)

Mode d'emploi : laisser fondre en cas de besoin, un comprimé de galanga (0,1 g) sur la langue. Quelques minutes après la prise, le visage se décrispe, l'état de choc, souvent menaçant s'apaise et les douleurs au cœur disparaissent. Pour amplifier l'effet du galanga, on peut boire ensuite un verre d'élixir de persil. Si les douleurs n'ont pas complètement disparu, on peut répéter l'opération au bout de cinq minutes, puis une troisième fois après cinq autres minutes. Si tout de même les douleurs persistent, nous sommes vraisemblablement en présence d'une sérieuse crise cardiaque, et le patient a besoin de soins médicaux d'urgence. Mais même en cas d'infarctus du myocarde, la prise de galanga lui procure une protection et très probablement il survivra à l'infarctus.

Recette : Comprimés de galanga-fenouil

0,1 gramme racine de galanga en poudre
0,1 gramme poudre de fenouil
bien mélangé et pressé en comprimé

Mode d'emploi : trois fois par jour après les repas.

En cas de douleurs qui proviennent essentiellement des intestins (Syndrome de Roemheld), cette combinaison de fenouil-galanga, s'est avérée particulièrement efficace, parce que le fenouil renforce l'action décrispante du galanga. Quelques minutes suffisent pour relâcher un spasme, libérer un hoquet ou un vent. Toute cette pression dans la partie supérieure de l'abdomen disparaît.

Il faut laisser se dissoudre lentement sur la langue le comprimé de galanga. Ainsi, on crée le réflexe langue-cœur, tout à fait semblable à celui qu'on observe à la prise de Trinitrine. Cette réaction est très fiable. Il n'y a aucun effet d'accoutumance.

Quelques exemples de cas vécus

Une patiente souffrait, en novembre 1982, de violents troubles du rythme cardiaque. Elle était soignée par un traitement à base de bêtabloquants, mais les douleurs étaient devenues de plus en plus fortes. Elle changea de thérapie et prit des comprimés de Fenouil-Galanga ainsi que le médicament Longacor qui est à base de calcium et de magnésium. Le pouls redevint normal et elle put arrêter la prise du Longacor.

Une patiente souffrait, de douleurs postopératoires après l'ablation d'un cancer au cou et d'une chimiothérapie.

Un écœurement ne la quittait plus, et après presque chaque repas, elle avait une envie de vomir.

Elle avait complètement perdu sa capacité à savourer la nourriture.

Après la prise de galanga, tout a changé : son mal de cœur a disparu au bout de quelques minutes et pour la première fois elle put à nouveau savourer ce qu'elle mangeait. Depuis qu'elle prend maintenant du galanga régulièrement, elle peut manger de bon appétit.

Un patient de 64 ans se retrouvait avec une occlusion de la carotide : son cerveau n'était presque plus irrigué par le sang. Pendant presque une semaine, il fut totalement paralysé. Après une intervention chirurgicale au niveau de l'artère, la paralysie régressa très rapidement. Mais il devint impuissant. Le patient découvrit le galanga et après une seconde prise, il fit l'expérience que sa sexualité était tout à fait revenue à la normale.

Avec enthousiasme il raconta : « Je me sens à nouveau un jeune homme »

D'autres remèdes pour le cœur

Galanga – en pâte

Recommandé pour : les cœurs des personnes âgées, faiblesses du cœur, gastrites avec constipations (la langue chargée), hypertension, gastrites atrophiques consécutives aux anémies malignes (Déficit en vitamine B 12).

« Celui qui ressent la poitrine, le cœur ou la rate endoloris et celui qui a les entrailles refroidies par un excès de mucus (phlegme) doit prendre du galanga, la double quantité de marjolaine et autant de semence de céleri que de marjolaine avec encore un peu de poivre blanc...

On pilera ce mélange en poudre et on rajoutera un peu de miel cuit. Il faut bien malaxer l'ensemble pour obtenir une pâte qu'on chauffe doucement jusqu'à l'ébullition. Le malade mangera souvent cette pâte et prendra en même temps un peu de bon vin, pur et doux. » (issu de l'agriculture biologique) (PL 1135 A)

On utilise cette pâte pour soigner la gastrite, que Sainte Hildegarde appelle ici un « estomac froid ». Une trop faible irrigation de l'estomac et des organes de digestion font que les vitamines et les minéraux contenus dans les aliments, ne sont pas absorbés. Ce manque en particulier de kalium et magnésium fait que le patient souffre d'une faiblesse au cœur.

Recette de la pâte au galanga

6g poudre de racine de galanga
12g de marjolaine en poudre
12g de graines de semence de céleri en poudre
4g de poivre blanc
100g de miel cuit

Bien mélanger les différentes poudres et miel, chauffer lentement au bain-marie et malaxer pour obtenir une purée homogène.

Mode d'emploi : pendant plusieurs semaines, ou même plusieurs mois, on en prendra trois fois par jour une cuillère à café dans un verre à liqueur de vin ou bien dans l'élixir de persil. L'indication de Sainte Hildegarde est particulièrement intéressante quand elle dit, qu'un malade du cœur doit boire souvent un bon petit vin, doux et pur. C'est le vin rouge qui joue ici le rôle parfait d'un « antirouille ». Il empêche le cholestérol de s'oxyder et de se déposer dans les vaisseaux.

Géranium des prés – mélange de poudre (géranium pratense)

Recommandé dans les affections du cœur accompagnés de tristesse, le pessimisme et les faiblesses du cœur en général.

« Prends la poudre du géranium des prés, un peu moins de menthe Pouliot en poudre et encore un peu moins de rue en poudre. Saupoudres cet ensemble sur du pain et manges-en souvent : il te renforce le cœur et te rend joyeux. » (PL 1192 A)

Recette pour ce mélange de poudre à base de géranium des prés

40g poudre de géranium des prés
30g poudre de menthe Pouliot
20g poudre de rue (ruta gravœlens)

Utilisation : Mélanger la poudre de géranium avec les autres et saupoudrer une à trois pointes de couteau sur du pain, manger au moins une fois par jour.

La plupart des douleurs au cœur, dû à une faiblesse cardiaque, sont souvent observées chez les patients issus de « familles à problèmes cardiaques » : le père, la mère souffrent déjà de maladies cardiaques diverses. Ce mélange de poudre aide à surmonter les états de faiblesse et renforce le muscle cardiaque par une meilleure irrigation.

Poudre de racine de gentiane

Recommandé pour lutter contre les douleurs permanentes au cœur, angoisses et infarctus silencieux.

« Celui qui souffre d'une telle douleur au cœur, qui s'angoisse et craint que sa vie ne tienne plus qu'à un fil, pilera de la gentiane et la versera dans sa soupe. Il faut en manger jusqu'à ce que le cœur retrouve sa force ». (PL 1142 B)

« Car une douleur au cœur se produit parfois à cause d'un déversement de la "bile noire" qui génère la mélancolie. La grande valeur calorifique de la gentiane chasse ce froid par cette bonne petite soupe. » (Basel, Cap. 1-31)

Soupe de semoule d'épeautre à la racine de gentiane

Mode d'emploi : On prend une à trois pointes de couteau de poudre de racines de gentiane et on la verse au centre d'un plat de semoule d'épeautre (plutôt liquide). On en mange une fois par jour comme hors d'œuvre, tant que les douleurs persistent.

La gentiane est un aromate pur et amer un remède qui est en mesure de guérir des états de grande fatigue. Pour une gastrite, par exemple, elle va stimuler les muqueuses de l'estomac sans générer un trop plein de suc gastrique. La gentiane ne contient que des aromates amers mais aucun tanin qui puisse irriter l'estomac. Ces éléments amers :

– stimulent l'appétit
– favorisent la digestion
– calment la douleur
– inhibent l'inflammation
– aident à l'élimination des flatulences

Nous disposons donc d'un remède stimulateur universel pour l'estomac et le cœur.

La gentiane élimine les souffrances de l'angoisse, la peur de la mort qui est liée à chaque infarctus cardiaque.

Même un infarctus silencieux, subi longtemps auparavant, entraîne cette inquiétude.

Nous avons fait l'expérience que chaque homme subit un, si ce n'est trois petits infarctus cardiaque au cours de sa vie.

Un tel incident n'est pas forcément remarqué, car il peut se produire tout simplement pendant le sommeil. La personne concernée se réveille la nuit avec des souffrances au cœur, elle a un peu mal, puis la douleur disparaît d'un coup.

Ce signal « cœur en danger » doit être pris très au sérieux. Il signale la nécessité de mettre de l'ordre dans sa vie et de diminuer les situations de stress.

Dans le cas présent, une soupe à la gentiane aide à calmer ce qu'on peut appeler un « pré-infarctus ».

Pendant la convalescence après un infarctus cardiaque, cette soupe à la gentiane s'est avérée efficace. Ici, elle favorise la circulation et l'irrigation du muscle cardiaque fragilisé par la maladie.

Poudre à la racine de dictame

Utilisation : Artériosclérose, douleurs au cœur, sclérose des coronaires.

« Celui qui souffre de douleurs au cœur, doit manger de la poudre que l'on a préparé avec du dictame (Dictamnus albus), et la douleur au cœur passera « (PL1177 B)

Le dictame est un remède puissant contre la sclérose des vaisseaux (artériosclérose) et en particulier contre la sclérose des coronaires. Nous utilisons le dictame comme « déboucheur de tuyauterie » ! Il est capable de chasser les dépôts dans les vaisseaux. Beaucoup de patients avec un taux de cholestérol élevé, et qui ont pris régulièrement du dictame, ont pu en faire une expérience positive : sa grande efficacité pour la prévention de l'artériosclérose est bien établie.

Purée d'ivoire

Recommandée pour lutter contre les douleurs au cœur causées par des poisons de l'environnement, la jaunisse et d'autres sucs nuisibles (noxi humores).

« Un malade qui souffre de douleurs dans la poitrine, dans son cœur ou dans la rate, qui a des douleurs dans l'estomac, ou l'intestin, qui est pris par la jaunisse, celui-ci devrait écraser de la noix de muscade avec autant de réglisse. Il rajoutera le double en poids d'ivoire râpé très fin et terminera avec une copieuse ration de miel. Il faudra cuire le tout pour en faire une bonne purée : En manger souvent avant et après les repas, la santé ira mieux et la jaunisse le quittera. Cet os d'éléphant bénéficie de la chaleur du soleil qui lui donne toute cette force et amplifie son efficacité... Préparée comme ainsi décrite, cette purée est puissante à laquelle se rajoutent les bonnes énergies qui maîtriseront les mauvais sucs (noxi humores), qui sont si nuisibles pour la poitrine, la rate, le cœur et l'estomac d'un homme, même ceux qui provoquent la jaunisse ». (PL 1313 D ; Basel, Cap. 7-1)

Recette pour la purée d'ivoire

10g noix de muscade
10g réglisse
20g poudre d'ivoire
500g de miel
cuire rapidement

Mode d'emploi : tartiner une à trois pointes de couteau de cette purée sur un bout de pain, manger avant et après les repas.

Les amis de Sainte Hildegarde sont certainement les derniers qui chasseraient les éléphants pour leur ivoire. Mais on peut imaginer qu'un « objet d'art » en ivoire pourrait être disponible pour produire cette poudre.

Cette purée d'ivoire est un antidote contre les mauvais sucs que produisent les poisons de l'environnement et qui sont les déclencheurs de nombreux maux, en particulier pour le cœur.

Le mélange raifort – galanga

Recommandé pour insuffisances cardiaques, bronchites, difficultés respiratoires, toux.

« Quand le raifort devient vert, il faut le sécher au soleil. On prend le même poids de galanga et on le mélange bien. Celui qui a des douleurs au cœur, doit manger cette poudre sur du pain après les repas, mais on peut le prendre également avant de manger et la santé s'améliorera ». (PL 1178D)

Recette pour le mélange de raifort – galanga

Le raifort est récolté au printemps et séché au soleil, moulu fin et mélangé à part égale avec du galanga.

Mode d'emploi : prendre une à trois pointes de couteau de ce mélange raifort – galanga sur un bout de pain, avant et après les repas.

Le raifort est fortement piquant et le galanga l'est aussi. Ici, il s'agit donc d'un mélange qui nous sert de « nettoyeur de boyaux » – « déboucheur de tuyauterie » très puissant qui a l'avantage d'avoir un bon goût !

Les Châtaignes

Recommandées contre les douleurs au cœur, les défauts du cœur, la régénération de l'intérieur du muscle cardiaque, la mélancolie.

« Celui qui a mal au cœur de telle façon que son cœur s'affaiblit et qui n'arrive plus à rien faire, ce qui le rend triste, doit manger souvent (tous les jours) des châtaignes crues.

Ainsi le cœur retrouve son humidité comme si on l'avait rempli de graisse. La vigueur et la joie reviendront, car la bonne influence des châtaignes répare le défaut du cœur en le renforçant tout entier ». (PL 1227)

Mode d'emploi : on mange trois à cinq châtaignes crues par jour ou une à deux cuillères à soupe de farine de châtaigne, qu'il faudra bien mastiquer avec la salive.

Quelques exemples de cas vécus

Agée de 33 ans, une patiente est devenue inapte au travail suite à une endocardite rhumatismale dûe à une inflammation des amygdales à répétition pendant des années.

Ces infections, dues à des streptocoques furent soignées par des antibiotiques. Depuis la prise de deux cuillères à soupe de farine de châtaigne par jour, avec l'élixir de persil, les cellules du cœur se sont tellement bien régénérées, que la patiente a pu reprendre son activité professionnelle.

Un professeur, enseignait la religion à l'école, il était âgé seulement de 32 ans. La maladie de l'oreillette, un défaut cardiaque congénital, se déclara et le fit souffrir.

Le dysfonctionnement des valvules était audible. Depuis qu'il mange tous les jours une cuillère à café de farine de châtaigne, son cœur a repris un fonctionnement normal.

Mélange de poudre au géranium

Recommandé pour la lutte contre les grippes virales, douleurs au cœur et protection du muscle cardiaque contre les toxines virales.

« Prends du géranium et un peu moins de pyrèthre, également de la noix de muscade, mais encore moins que de pyrèthre, réduis le tout en poudre et mélange tout ensemble » (PL 1188 A)

A l'occasion de douleurs au cœur pendant une affection grippale : « Celui qui souffre de douleurs au cœur mange cette poudre avec ou sans pain, ou dans le creux de sa main. Il se rétablira rapidement, car cette poudre est la meilleure pour la santé de son cœur ». (PL 1188 A)

Recette pour la « Poudre au Géranium »

20g poudre de géranium
10g pyrèthre d'Afrique
7g noix de muscade en poudre

Utilisation : Comme fortifiant pour le cœur, en particulier pour les personnes affaiblies par des affections grippales ou souffrant d'un cœur malade, manger ce mélange de poudre (une à trois pointes de couteau) directement dans la bouche ou sur du pain.

Ce remède est particulièrement efficace, quand on utilise le géranium, (lat. geranium pratense) qu'on appelle aussi « bec de grue ». Nous disposons ici du meilleur remède pour le cœur. Les virus de la grippe sont particulièrement traîtres quand ils ne sont pas énergiquement traités. Ces virus produisent des toxines qui peuvent attaquer les muscles du cœur. Ils fatiguent spécialement le cœur des personnes âgées, l'usent prématurément et peuvent causer des dégâts irréparables.

La médecine conventionnelle ne propose aucun remède contre le virus grippal. Même une vaccination n'est pas vraiment une protection. Elle n'a pas de sens, car la souche du virus à partir duquel a été développé le vaccin, provient de la saison précédente. Au bout d'une année, ce virus mute et se présente sous une forme tout à fait nouvelle.

Selon « l'art de guérir de Sainte Hildegarde », nous appliquons la « cure à l'or » qui avère très efficace et qui peut parfaitement remplacer la vaccination.

Le mélange de poudre au fenouil

Recommandé comme remède universel pour les personnes malades et bien portantes, pour guérir les angines de poitrine, infarctus, thromboses, hypertension, problèmes d'estomac, reins et sueurs.

« L'homme doit prendre des semences de fenouil, du galanga moitié moins que de fenouil, du dictame moitié moins que de galanga et de la piloselle moitié moins que de dictame. Il doit tout mélanger, le mettre en poudre, tamiser finement. Une heure après le repas de midi, il en prendra dans son vin, le boire tiède, pas trop chaud. Cette poudre conserve un homme en bonne santé et rend un malade plus résistant. Elle améliore sa digestion, donne de la force et rend le teint du visage sain et beau ».

Recette : Poudre « sivesan »

16g semences de fenouil en poudre
8g poudre de racine de galanga

4g poudre de racine de dictame
2g poudre de piloselle

Mode d'emploi : rajouter une à trois pointes de couteau de ce mélange de poudre dans un verre à liqueur de vin tiède ou dans la « l'élixir de persil » et boire après les repas.

Le mélange au fenouil ne contribue pas seulement à l'amélioration des difficultés d'assimilation et de la circulation du sang, mais est aussi un remède idéal pour rétablir une bonne digestion. Cette poudre s'est montrée également très efficace comme fortifiant après de nombreuses maladies et interventions chirurgicales. La stabilisation de l'état de santé chez les patients qui souffrent de sueurs permanentes est impressionnante. L'indication « sive sana, sive infirma » = « sivesan », caractérise ce mélange de poudre comme remède universel pour maintenir une santé stable.

Le mélange de poudre à la piloselle

Recommandé pour guérir les faiblesses de circulation et les problèmes d'irrigation.

« Quand on mange de la piloselle, le cœur y trouve un fortifiant, les sucs mauvais, qui se sont accumulés dans le corps humain, sont réduits. Quand on la prend, on ne doit pas la manger seule : il faut toujours la mélanger avec un peu de dictame, du galanga ou encore avec du curcuma, car sinon le remède est trop grossier... »

Mode d'emploi : mélanger de la piloselle avec du dictame, du galanga, ou du curcuma, prendre une à trois pointes de couteau, saupoudrer les plats avec ce mélange de poudre à la piloselle.

Cette piloselle (lat hieracium auranticumqui) est appelée « oreille de souris » parce qu'elle ressemble à la tête du petit rongeur. renforce le cœur.

Sainte Hildegarde écrit à plusieurs endroits, que les sucs mauvais peuvent endommager le cœur. Ce mélange de poudre est enfin en mesure d'éliminer les mauvais sucs dans l'organisme qui peuvent nuire au corps.

La noix de muscade

Recommandée pour les faiblesses du cœur et les troubles de la concentration. Elle aussi, est un remède universel. « La noix de muscade renferme une grande chaleur et représente un bon équilibre dans ses propriétés. Quand un homme mange de la noix de muscade, son cœur s'ouvre, ses sens deviennent clairs et son ingéniosité s'accroît. » (Pl 1139B)

« Prend une noix de muscade et autant de cannelle avec quelques clous de girofle. Réduis en poudre. Mélanges cette poudre à de la farine fine avec un peu d'eau. Forme des petites galettes et manges-en souvent.

Toute l'amertume dans ton cœur et dans ton esprit sera ôtée et tu retrouveras la paix.

Ton cœur s'ouvrira et aussi tes cinq sens, ta voix deviendra joyeuse. Ces galettes nettoient tes organes sensuels, diminuent tous les mauvais sucs en toi (noxi humores – les poisons de notre environnement) donne à ton sang une bonne composition et te rend efficace dans ton travail et fort dans ton corps ». (PL 1139B)

Recette : Mélange de poudre des biscuits pour les nerfs

45g noix de muscade moulu
45g cannelle en poudre
10g clous de girofles en poudre

La confection de biscuits pour les nerfs, aussi appelés : « Biscuits de la Joie »

Recette

400g farine d'épeautre, fluide
200g amandes douces, moulues

150g sucre
250g beurre
œufs
50g du mélange de poudre pour « Biscuits de la Joie »,
_ cuillère à café de sel
eau selon besoin.

Dans la recette française, plus légère, on met soit le beurre, soit la poudre d'amandes. Pétrir tous les ingrédients, et étaler sur une épaisseur d'environ 3 mm, couper avec des emporte-pièces. Faire cuire à une température de 180 à 200°C pendant 10 à 15 minutes.

La noix de muscade a une qualité psychotrope, favorisant la digestion et l'évacuation des selles, limitant les inflammations parce qu'elle est antibactérienne. Ces biscuits sont aussi très bons pour les enfants qui ont des troubles d'évolution, enfant timide ou introverti, avec des troubles de la concentration qui peuvent évoluer plus tard en une faiblesse cardiaque ou un cœur soumis aux spasmes.

La fleur du bouillon-blanc et ses feuilles

Sainte Hildegarde donne ce beau nom de « chandelle royale » cierge de Notre Dame, en Français, au bouillon-blanc et écrit :

« Celui qui a un cœur triste, cuira la fleur du bouillon blanc avec sa viande, son poisson ou ses crêpes épaisses ou avec tout autre accompagnement du jardin et en mangera souvent. Elle renforce son cœur et le rend joyeux » 5PL 1180B)

Mode d'emploi : On prend soit des fleurs fraîches ou des fleurs séchées de bouillon-blanc et on les incorpore dans une préparation de boulettes ou de beignets d'épeautre. Très recommandé aussi dans le bouillon de poule.

Sainte Hildegarde nous fait l'éloge du bouillon-blanc pour les cœurs fragiles, des faiblesses cardiaques congénitales. Les enfants au cœur faible, sont souvent tristes et peureux, car ils ont l'impression que leur cœur les abandonne parfois. Ils ont la sensation, de ne pas être toujours à la hauteur. Les plats cuisinés avec du bouillon-blanc stimulent l'appétit perdu dans les moments de tristesse.

La fleur de lys

Recommandée pour les cœurs lourds de soucis, de tristesse profonde.

« L'odeur de la fleur le lys amène l'homme a de justes pensées » (PL 1140B)

Il a déjà été mentionné, que le cœur est une usine à pensées, responsable d'une attitude positive ou négative. Quand les pensées d'un homme s'endurcissent, elles affaiblissent toutes les autres valeurs (vertus) dans l'homme et l'assèchent de l'intérieur.

Sainte Hildegarde écrit, que ce dessèchement peut même entraîner une ulcération de la peau, la rendre écailleuse presque lépreuse. Cet état peut générer de l'acné et des escarres ainsi que de l'eczéma.

La senteur de la fleur de lys blanche et l'huile de fleur de lys peuvent aider dans ce cas.

L'huile de fleur de lys est malheureusement très chère. Mais on peut la fabriquer soi même : on prend une fleur de lys et on la laisse macérer dans de l'huile d'olive. Pendant la journée, on l'expose au soleil – la nuit on la rentre. Dix jours plus tard on la filtre et notre huile de lys est prête.

On l'utilise pour les maladies cutanées : les dermatoses nerveuses, les eczémas, les ulcères et l'acné.

Poudre de racine de tilleul

Recommandé pour soutenir le cœur des malades ayant souffert d'une diphtérie, de rhumatisme et de ceux qui ont déjà les reins malades.

« Un homme, qui souffre dans son cœur doit prendre le milieu d'une racine de tilleul et en faire une poudre. Il mangera souvent de cette poudre avec du pain, et son cœur ira mieux » (PL 1234 b).

La très grande chaleur du tilleul habite dans sa racine, écrit Sainte Hildegarde et elle nous recommande la poudre de racine de tilleul pour enrichir les vapeurs d'eau dans le sauna pour les patients souffrant de rhumatismes.

L'aubier du tilleul permet une autre utilisation de cet arbre. En infusion, il protège des maladies infectieuses comme la diphtérie ou la scarlatine, qui peuvent laisser des séquelles au niveau du cœur et des reins.

L'huile de baies de laurier

Recommandation : douleurs cardiaques irradiantes, artériosclérose, pression sur la poitrine, sensations d'écrasement

« Quand les baies de laurier deviennent vertes, les presser pour en extraire l'huile. Quand tu as des douleurs dans ton cœur, tu te frictionneras la poitrine avec cette huile. Fais de même pour les douleurs dans les cotés ou dans ton dos, là où tu as mal, et tu iras mieux » (PL 1229 B)

Utilisation : L'huile verte des baies de lauriers doit seulement être appliquée, après un test d'allergie : on teste la réaction du corps en mettant une goutte sur la peau. Si à cet endroit se forme un point rouge, il y a un danger d'allergie et il ne faut pas utiliser cette huile ; sinon, frictionner avec cette huile les parties du corps concernées. Cette huile est très efficace pour le traitement des douleurs de poitrine, des articulations, des rhumatismes et des muscles. Elle élimine également très bien les douleurs irradiantes du dos, qui sont connues sous le nom de « douleurs cardiaques segmentales ».

Jus de Chardon-Marie

Recommandation : contre les picotements au cœur, picotements dans les membres et pour la protection du foie.

« Si quelqu'un se plaint de picotements dans le cœur, où qui ressent comme des fourmis dans les membres, doit prendre du chardon-marie, un peu moins de sauge, rajoutera un peu d'eau et en fera un jus. Au moment où commencent les douleurs, il en boira et il ira mieux ». (PL 1205B).

Recette :Jus de chardon-marie

50ml Teinture-mère de chardon-marie
10ml extrait fluide de sauge

Mode d'emploi : prendre trois à quatre fois par jour 20 gouttes de teinture-mère de chardon-marie. Elle protège les cellules du foie des nombreux poisons, même de ceux qui peuvent être violents.

Parmi ces poisons, nous comptons ceux de certains champignons vénéneux, comme l'amanite phalloïde, des solvants comme le tétrachlorure et le benzène.

Il nous protège également contre les virus hépato–toxiques. Il est évident que sous l'influence de ces poisons, notre cœur souffre.

Le jus de chardon-marie est utilisé aussi pour les varices, les crampes des mollets et les picotements dans les jambes. Dans ce cas, on se frictionne les jambes de bas en haut en direction du cœur avec le jus de chardon-marie, et on fait des compresses avec du tissu de chanvre imbibé de jus de chardon-marie.

Compresse de plantes de la famille des solanacées (morelle noire)

Utilisation : Crise cardiaque, évanouissement, convalescence après une intervention chirurgicale en cas d'infarctus

« Celui qui souffre du cœur ou qui s'évanouit à cause d'un cœur faible doit cuire de la morelle noire dans de l'eau, mais pas très longtemps, et enlever l'excédent d'eau, puis la pose comme compresse sur son cœur, (environ une heure) et il ira mieux ». (PL 1179 B)

Attention : usage externe uniquement.

Parmi les plantes de la famille des solanacées nous connaissons la morelle noire qui apaise les douleurs. Elle est dangereuse, Il ne faut en aucun cas en utiliser les fruits.

En cas de douleurs au cœur ou d'un accès de grande faiblesse, des feuilles de pomme de terre peuvent être appliquées en compresse, totalement inoffensives. On les cuit pendant deux à trois minutes et on les pose en compresse encore chaudes.

La pommade d'olivier recommandée pour l'endocardite et les douleurs cardiaques, toutes les deux d'origine rhumatismales, et les spasmes au cœur.

« L'olivier est l'image de la miséricorde. Fais cuire dans de l'eau un peu d'écorce et de feuilles ; puis, avec de l'eau et du vieux saindoux, fais un onguent. Et si quelqu'un a mal au cœur frotte le avec cet onguent et il se portera mieux » (Pl 1229 C).

La pommade d'olivier est un excellent remède contre les douleurs rhumatismales. Ces douleurs sont souvent une conséquence des inflammations des amygdales dans l'enfance.

La sarriette (Satureja hortensis)

Recommandation : faiblesse du cœur, problèmes d'estomac et d'intestins

« si un homme vit avec un cœur devenu faible, et avec un estomac malade, il doit manger souvent de cette herbe crue » (PL 1144 B)

Nous utilisons la plante fraîche (la sarriette) que l'on peut saupoudrer sur les plats. L'herbe s'est avérée efficace contre la tristesse, la mélancolie, les sautes d'humeur, les effets de la vieillesse, la faiblesse de la vue en général et la cataracte en particulier. Elle a un effet de régulation de la pression artérielle, elle est recommandée pour les problèmes d'estomac et d'intestins.

Chez Sainte Hildegarde, cette herbe est décrite comme remède contre les douleurs du cœur ayant un lien avec des troubles de la digestion, de l'estomac et des intestins. Elle veut parler des troubles gastro-intestinaux, qui vont de pair avec les brûlures d'estomac. Ces brûlures ne sont pas, comme on le pense parfois, les suites d'une acidification de l'estomac, mais viennent le plus souvent d'un acide secrété par la vésicule biliaire, qui entre dans l'estomac à travers la muqueuse. D'où le lien avec le symptôme de la dépression.

Mandragore

Recommandation : Tristesse sentimentale, cœur du « manager »

« Quand un homme est chargé d'un tel fardeau par la nature qu'il est tout le temps triste souffrant des peines de la vie de telle façon qu'il ressent des douleurs au cœur, qu'il prenne une racine de mandragore, préparé dans la règle de l'art, la pose à coté de sa couche, réchauffé de la chaleur de son corps. Il peut dire alors : "oh, Seigneur, Toi qui as formé l'homme avec la poussière de la terre et l'as créé sans aucune douleur. Je pose à présent cette terre vierge de tout péché à coté de moi, afin que mon corps sorti de terre aussi puisse ressentir la Paix de Ta création" ». (PL 1152 AB)

La mandragore doit être « démystifiée » avant son utilisation : il faut la laisser reposer dans de l'eau de source pendant trois jours et trois nuits. C'est seulement après ce bain que l'on peut l'utiliser. Elle pousse en Italie dans des petites rivières mais elle est difficile à obtenir. La mandragore est utilisé chez les patients, qui prennent trop à cœur les problèmes de la vie ou encore ceux qui sont surmenés par les tâches de la vie quotidienne.

Poudre de cœur de baleine

Recommandation : faiblesse du cœur caractérisée, prédisposition au cancer, douleurs du cœur.

« Celui qui remarque soudainement un défaut à son cœur ou qui perd presque la conscience doit boire du cœur de baleine pulvérisé dans l'eau, et il ira mieux ». (PL 1271 C)

Dans le cas présent, nous sommes bien conscients que Sainte Hildegarde n'aurait jamais chassé des animaux protégés comme la baleine pour la préparation de son remède pour le cœur. Mais si on capture ces grands mammifères marins pour les besoins de la recherche, le cœur est généralement jeté à la mer.

Le cœur de la baleine est un remède organique, dans le sens de la médecine sympathique : Le cœur guérit le cœur. Le cœur de la baleine est lyophilisé et réduit en poudre et reste soluble dans l'eau. On peut le consommer dans notre eau ou vin comme remède pour le cœur. Des douleurs au cœur sont également des signes pour avertir que le corps prépare une maladie cancéreuse.

Aucun patient malade d'un cancer ne réalise que les douleurs au cœur sont un signal d'alarme, avant l'arrivée de la maladie. Avec la poudre de cœur de baleine on pourrait parfaitement éliminer les douleurs cardiaques.

Le champignon du saule

Recommandation : faiblesse de la circulation du sang, cœur qui n'arrive plus à pomper le sang et qui s'engorge, insuffisance cardiaque.

« Le champignon du saule est chaud et bon à manger. Celui qui souffre de douleurs dans les poumons et tousse, doit cuire ce champignon dans du vin, avec un peu de cumin, et de graisse, boire le jus et manger le champignon. Celui-ci, ainsi mangé, adoucit les douleurs du cœur et de la rate. (PL 1195 B)

Cette soupe au champignon de saule élimine les toxines qui sont générées par l'assimilation des différentes matières qui peuvent aussi endommager le cœur.

Baume au sapin

Recommandation : douleurs gastriques, troubles du pancréas, maladies de la rate, spasmes du système nerveux végétatif, coliques gastriques, maux de tête avant une apoplexie, douleurs au cœur et inflammation des sinus.

« Quand le sapin est bien vert mais avant qu'il perde sa sève, comme il le fait au mois de Mars et Avril, il faut collecter un peu de son écorce, de ses aiguilles et quelques jeunes pousses, celles du bout des branches. On les coupe très fin et les fait cuire dans l'eau. On réduit l'eau pour obtenir un liquide épais, (spissum) un extrait. On rajoute un peu de beurre de vache du mois de mai (beurre des vaches ayant brouté l'herbe riche du printemps). Chauffes le et presses le tout à travers un chiffon propre. On obtient un baume...

Si quelqu'un souffre (de douleurs) à sa rate, qu'il prenne ce baume et se le passe d'abord sur le cœur et ensuite sur tout le ventre, là où se situe la douleur au niveau de sa rate. La pommade va traverser la peau, elle est puissante et elle va le guérir ». (PL 1233 B)

Un massage avec la pommade de sapin commence avec une friction cardiaque suivi d'un massage du ventre, de la poitrine jusqu'au nombril. Ce traitement s'est montré très efficace contre les troubles spasmodiques du système nerveux végétatif.

Utilisation : masser tous les jours, une ou deux fois, le cœur et le ventre entre sternum et nombril avec la pommade de sapin. En cas de maux de tête, en particulier pour les patients qui souffrent d'hypertension, ils peuvent frictionner aussi leur front et tempes avec cette pommade.

D'excellents résultats ont été obtenus par cette pommade de sapin dans le traitement des troubles gastro-intestinaux dûs au stress ainsi que pour l'amélioration de la digestion et le fonctionnement du pancréas.

Huile d'absinthe

Recommandation : douleurs dans la poitrine, bronchites et pleurésies.

« Le suc d'absinthe peut être mélangé à de l'huile d'olive, dans la proportion de deux pour un : faire chauffer au soleil dans un récipient de verre et conserver ainsi toute l'année. Et lorsque l'on souffre de la poitrine, et que l'on tousse, se frotter avec cet onguent ; et si l'on éprouve des douleurs dans les côtés, s'en frotter à cet endroit, et cette onction guérit à l'intérieur, comme à l'extérieur. » (PL 1173 A)

La cure d'absinthe au printemps

Recommandation : en cas d'affections du cœur, poumon, estomac, yeux, intestins, reins, pancréas et sucs gastriques, trouble de la digestion, prévention contre l'artériosclérose, inflammations des intestins, contre les prédispositions aux bronchites, grippes, maladies de vieillesse, faiblesses dans les pieds, incontinence et inflammations dans le bas ventre.

« quand l'absinthe est fraiche, écrases-la et presses-la à l'aide d'un linge propre pour en faire sortir le jus. Cuis du vin et du miel, mais pas trop fort (modérément). Tu verses autant de ce jus dans le vin chaud, jusqu'à ce que son arôme couvre le goût du vin et du miel ».

« Bois en du mois de mai jusqu'en octobre, un jour sur trois à jeun. Cette boisson chasse les douleurs dans les reins, purifie les mauvais sucs, donne du brillant aux yeux, renforce le cœur et empêche que les poumons ne tombent malades. Elle chauffe l'estomac et l'intestin, nettoie les entrailles et assure ainsi une bonne digestion »

Recette : Élixir d'absinthe

L'absinthe doit être cueillie quand la lune est dans sa phase montante, en Mai ou en Juin. Avant que les fleurs ne se forment. On presse les feuilles fraîches dans un linge propre pour extraire leur jus qu'on verse dans 1 litre de vin mélangé avec 150 grammes de miel au moment de l'ébullition. Retirer l'ensemble aussitôt du feu. Filtrer ensuite et mettre en bouteilles stériles.

Utilisation : prendre chaque troisième jour un verre à liqueur (20 ml) de ce vin d'absinthe avant le petit déjeuner. La prescription « chaque troisième jour » peut signifier ici : un jour – boire la boisson, un jour de pause et le troisième jour reprise du traitement

La cure d'élixir d'absinthe commence au printemps (en Mai ou en Juin) et a pour but de préparer les patients à l'hiver prochain. Leur système immunitaire est stabilisé et assurera une meilleure résistance contre les infections virales, les refroidissements et les états grippaux.

L'absinthe joue un rôle particulièrement important par sa substance amère, matière active pour la régénération des vaisseaux et l'activation des secrétions internes. C'est ainsi qu'on empêche les dépôts de cholestérol et des toxines de protéines dans les vaisseaux, ce que nous pouvons appeler « sclérose interne » et qui est donc une prévention efficace contre l'artériosclérose.

Nous pouvons résumer les bienfaits d'une cure d'élixir *d'absinthe :*

Elle...

– détend les muscles (crampes)
– favorise la circulation du sang
– maîtrise les flatulences
– tonifie les glandes salivaires et des sucs gastriques
– accélère le transit intestinal
– améliore l'appétit
– régularise l'ensemble de l'organisme
– renforce les résistances contre les infections
– stimule le système immunitaire

Cette cure au printemps avec une prise régulière de ce vin d'absinthe est recommandée pour les patients souffrant de :

– Artériosclérose, sclérose des coronaires, sclérose cérébrale, sclérose néphrétique, sclérose des vaisseaux dans les tissus entourant les organes abdominaux,

– Problèmes d'assimilation pouvant provoquer goutte et rhumatisme (niveau d'urée élevé), polyarthrites progressives et chroniques, diabètes des personnes âgées et cholestérol.

– Maladies gastro-intestinales avec flatulences et manque d'appétit.

– Amélioration de la digestion : restauration des glandes salivaires, des sucs gastriques et régulation de la bile avec élimination des mauvais sucs dans les canaux de la vésicule biliaire.

– Augmentation de la résistance contre les affections virales, grippes et convalescence après infections neutralisées.

Exemple de cas vécu

A l'âge de dix ans, une patiente a subi des crises spasmodiques, qui furent traitées par un médicament antiépileptique (Phenytoine). Suite à ce traitement médical de graves effets secondaires au niveau des reins sont apparus.

Cette intoxication médicamenteuse déclencha un lupus, une maladie inflammatoire avec des lésions sur tout le visage. Depuis l'âge de la puberté, elle dut prendre ces médicaments ce qui finit par bloquer ses reins par manque d'irrigation.

A 24 ans, elle reçut la première transplantation rénale. Le nouveau rein, n'étant pas accepté par son corps, lui fût retiré.

A 29 ans, elle bénéficia d'une deuxième transplantation rénale. Ce rein pourtant bien accepté par son corps subit rapidement un blocage : le peu d'urine éliminée était de couleur très foncée.

Depuis que la patiente boit le vin d'absinthe, les urines sont normalement évacuées. Elle n'a plus besoin de médicaments diurétiques. De tous les patients transplantés, elle présente le meilleur résultat d'analyse du sang et surtout, elle peut à nouveau résister aux affections, contrariétés et problèmes de la vie courante. Après une saignée, les bêtabloquants et la DOCITONE ne sont plus nécessaires. La tension aussi est redevenue normale

Témoignage d'un patient

« J'aimerais vous dire aujourd'hui, qu'après deux ans de douleurs insupportables, grâce à la boisson à l'absinthe, je me sens enfin libéré de mes souffrances ! La tomographie faite à l'hôpital montre un rein totalement sain (après une blessure de la capsule, « l'enveloppe du rein, » consécutif à une désagrégation par ultrasons sans aucun hématome. Le médecin-chef du service m'a dit que les débris des calculs se sont déplacés du bassinet vers les calices où ils ne peuvent plus faire beaucoup de mal ».

Bosses de chameau et cœur de léopard

Les deux derniers remèdes sont mentionnés uniquement pour compléter la liste des possibilités de guérir selon Sainte Hildegarde. Naturellement, nous ne les avons jamais appliqués dans le passé et ne nous en servirons pas non plus dans l'avenir.

Mais les personnes critiquant la médecine de Sainte Hildegarde, y trouvent souvent un moyen cynique de formuler leurs reproches.

Les os des bosses de chameau

« ... mais un homme qui souffre dans son cœur, coupera des copeaux des os des bosses de chameau qui contiennent une force de lion, les mettra dans l'eau et en boira souvent : la douleur quittera son cœur... »

Sainte Hildegarde voit le chameau avec trois bosses. Dans la première, nez et cou, elle sent la puissance d'un lion, dans le deuxième celle d'un léopard et dans la troisième enfin la force d'un cheval. D'ailleurs, nul n'a jamais vu un chameau à trois bosses. Elle veut évidemment parler du chameau ou du dromadaire.

Comme souvent, notre Sainte cherche le reflet de la très sainte Trinité, et c'est donc de façon symbolique que ces trois forces sont évoquées (note de la traductrice !)

Le cœur du léopard

« Un homme qui est faible dans sa poitrine, dans son ventre ou dans son cœur, sèchera le cœur du léopard au soleil et le réduira en poudre. Quand il sentira son cœur faillir, il saupoudrera l'endroit douloureux avec la poudre de cœur de léopard et il ira mieux ». (PL 1319 D)

Nous sommes en présence du seul remède cardiaque d'application externe après avoir fait connaissance de la préparation animale du cœur, d'utilisation interne, le cœur de la baleine. Là aussi, la protection des races en disparition nous interdit son emploi. Mais nous y voyons une belle expression de la multitude des moyens offerts par la médecine de Sainte Hildegarde, et qui tend à prouver que ses recettes ne sont pas le fruit d'expérimentations personnelles mais bien des inspirations et des visions spirituelles internes.

LES PIERRES PRÉCIEUSES

Le cristal de roche

Recommandation : Tachycardie, troubles du rythme cardiaque.

« Si on souffre du cœur, de l'estomac, ou du ventre, faire chauffer le cristal au soleil, verser de l'eau par dessus dès qu'il est chaud ; laisser le cristal dans cette eau pendant un moment, puis le retirer et boire l'eau. Ainsi le cœur, l'estomac, ou le ventre se portera mieux. » (PL 1264 A).

Nous parlons ici d'une utilisation du cristal de roche contre les troubles de la glande thyroïde, soit en sur-fonction ou en déficit. Avec le cœur, le problème le plus fréquent, est le trouble du rythme cardiaque. Tous les deux peuvent être parfaitement traités avec le cristal de roche.

Sainte Hildegarde décrit dans son livre des *Pierres Précieuses,* les symptômes typiques de la syncope. La syncope est une suite de troubles du sommeil ou de réactions sexuelles, qui affaiblissent les nerfs et génèrent des troubles de la thyroïde, celle-ci sécrète une surproduction d'hormones qui peuvent déclencher des troubles cardiaques. Le plus souvent, nous rencontrons cette maladie chez les jeunes filles qui perdent souvent connaissance. Le cristal de roche peut dans ce cas, apporter une grande aide aux malades.

Disques de cristaux de roche (Donut)

Recommandation : troubles du rythme cardiaque causés par une surproduction de la glande thyroïde (hyperthyroïdie), accélération du cœur (tachycardie), pertes de connaissance (syncope) et dysfonctionnement de la thyroïde (goitre)

« Celui qui souffre de syncopes (perte de connaissance), a une vie active intérieure débordante... et sent parfois ses forces s'écrouler... il se retrouve comme mort au sol. Qu'il prenne un cristal de roche, le chauffe au soleil et l'appuie pendant une heure sur son nombril. Il le fera souvent (tous les jours) tant qu'il y du soleil. Il peut aussi chauffer ce cristal au soleil et ensuite verser du vin dessus : qu'il en boive souvent et la syncope s'en ira »...

Contrairement à l'accélération du cœur, provoqué par un trouble du nœud sinusal, il s'agit ici d'un battement très rapide du cœur causé par un trouble de la glande thyroïde qui inonde tout le corps d'hormones comme pour le doper.

Le symptôme prédominant est la transpiration excessive et la perte de poids malgré un très bon appétit.

Cette hyperactivité est freinée par le cristal de roche. Le port permanent d'un collier de cristal de roche s'est avéré très efficace, ainsi que le réchauffement au soleil du cristal qui sera ensuite posé sur la thyroïde, le ventre et le cœur. On le laisse en contact avec la peau pendant trente à soixante minutes.

La Chrysolithe

Recommandation : Névrose cardiaque, névrose d'anxiété, hypocondrie, douleurs hystériques du cœur avec palpitations.

« Si on souffre du cœur, enduire de baume cette pierre, puis, quand elle est ainsi enduite, en frotter l'emplacement douloureux, et ainsi on ira mieux. » (PL 1256 D)

La chrysolithe verte est plongée dans l'huile d'olive et utilisée comme décrit plus haut. Cette pierre se prête particulièrement bien au traitement d'une névralgie intercostale – des douleurs au cœur que les patients situent sous le troisième interstice des côtes à gauche comme douleur ponctuelle. Ils montrent ce point avec l'index de la main droite. Le malade désigne les douleurs plus généralisées en pressant toute la main droite ouverte sur la région du cœur (douleurs d'une angine de poitrine).

Le diamant

Recommandation : apoplexie, paraplégie, artériosclérose, maux de tête avec hypertension

« Celui qui souffre d'apoplexie, c'est à dire cette maladie qui immobilise la moitié du corps et empêche de se déplacer, mettra un diamant dans de l'eau ou du vin pendant une journée et boira ce liquide : ainsi son apoplexie disparaîtra. Si elle est tellement forte que les membres menacent de se rompre, elle sera au moins diminuée. » (PL 1262 A)

Recette : Eau diamantifère

On fait reposer un diamant brut au fond d'un récipient rempli d'eau pendant 24 heures. Tous les plats et boissons sont préparés avec cette eau si l'on craint une attaque cérébrale, cette eau préventive peut être bue directement.

Après une apoplexie, dans le but de remédier le plus rapidement possible aux phénomènes de paralysie, on prépare tous les aliments et boissons à partir de cette eau diamantifère.

Récit d'un malade

« 145 jours après mon attaque cérébrale, j'ai commencé à boire deux litres d'eau diamantée par jour. Au bout de deux semaines, les paralysies ont commencé à disparaître, les troubles de l'équilibre se sont améliorés et j'ai pu à nouveau monter les escaliers ».

Le jaspe

Recommandation : troubles du rythme cardiaque, accélération du rythme cardiaque (tachycardie), douleurs nerveuses au cœur, sciatique, douleurs provenant d'une artériosclérose.

« Quand les sucs se lèvent comme pendant une tempête, vers le cœur, les hanches ou encore dans n'importe quelle autre partie du corps de l'homme, qu'il présente des signes (d'attaque) de goutte rhumatismale, qu'il prenne une pierre de jaspe et la presse sur sa peau où elle se réchauffe : la goutte perdra de sa malfaisance » (PL 1257 B)

On presse la plaque froide du jaspe sur sa peau au dessus de son cœur, jusqu'à ce qu'elle devienne chaude. Puis, on la laisse refroidir et on répète deux ou trois fois l'application sur le cœur jusqu'à la disparition de ces douleurs. Les effets positifs de la plaque de jaspe sont étonnants et sont d'une grande fiabilité. Les douleurs cardiaques passent et le rythme naturel revient.

Le jaspe agit par ses propres vibrations sur le stimulateur de notre cœur qui est situé dans la partie d'où il pilote la fréquence cardiaque. Notre corps et notre âme, avec les émotions et les sentiments influencent cette fréquence : le moindre excès casse le bon rythme de cette *mécanique de précision.*

A chaque agitation ou énervement, le cœur réagit avec son système stimulateur sympathique en secrétant un neurotransmetteur (catécholamine) comme l'adrénaline qui le pousse à une accélération. La pression du sang monte et le rythme cardiaque s'accélère. En revanche, lors de la prière ou de la méditation, notre âme et notre esprit retrouvent un calme intérieur et excitent le nerf cérébral *Vagus* qui va sécréter des *acétylcholines :* la pression sanguine et la fréquence cardiaque baissent.

La plaque de jaspe rappelle à l'homme qu'il doit surveiller son rythme de vie naturel et rectifier les désordres subis par l'âme.

La médecine conventionnelle traite les troubles du rythme cardiaque avec des bêtabloquants, qui au vrai sens du terme, bloquent l'âme et l'isolent du corps. Un blocage psycho-végétatif en est la conséquence. Elle enlève à l'homme la moindre chance de réguler ses émotions d'une façon naturelle.

La thérapie du jaspe est donc une excellente alternative aux bêtabloquants et quand elle est appliquée par un médecin spécialisé, elle permet de réduire ce médicament progressivement pour finalement l'arrêter définitivement.

Le jaspe aide dans d'autres cas à lutter contre certaines douleurs. On applique la pierre contre la partie du corps où se situe le mal, ou encore, comme par exemple, pour le traitement d'une sciatique, où on attache ce jaspe pendant trois jours et trois nuit avec du sparadrap sur la fesse.

La hyacinthe

Recommandation : un cœur brisé, peiné après vexation, insulte

« L'hyacinthe est née à la première heure de la création de la terre... et elle est efficace contre les illusions (fantasmes) et les envoûtements, paroles magiques. Celui qui n'arrive pas à se débarrasser des mots magiques prononcés à son encontre et qui pèsent lourd sur le cœur, dira : *Seigneur Dieu, Toi qui a arraché la splendeur des pierres précieuses au diable quand il a failli dans sa mission, chasses de moi tous les mauvais esprits et charmes magiques, libères-moi des chaînes qui retiennent mon esprit troublé. Comme fût enlevé la splendeur qu'avait le diable, en punition de sa faute, enlèves de moi aussi les diverses illusions et mots magiques qui me torturaient et me faisaient renoncer à Toi !* – et tous les sortilèges te quitteront » (PL 1151 C)

Nous parlons ici des peines de cœur qu'ont déclenché le manque d'amour et les blessures verbales de notre entourage. Un proverbe perse dit : une parole est comme une flèche : une fois tirée de l'arc, personne ne peut la faire revenir ! Des paroles méchantes blessent le cœur qui alors peut être guéri par l'action de la hyacinthe.

L'Onyx (une des variétés de l'agate)

Recommandation : douleurs au cœur. « Que celui qui souffre dans son cœur et ressent des douleurs dans les cotés, réchauffe une pierre d'onyx entre ses mains ou la pose contre la peau de son corps, réchauffe du vin sur le feu, le retire de la flamme et tiendra l'onyx au-dessus des vapeurs qui s'élèvent du vin chaud pour que cette transpiration mouille la pierre et que les gouttelettes retombent dans le vin. Enfin pose l'onyx dans ce vin chaud. Bois aussitôt de ce vin et les douleurs au cœur et dans les côtés disparaîtront ». (PL 1252 A)

L'onyx peut particulièrement aider ceux, qui sont en proie à une profonde tristesse. Ce, qu'on peut observer chez les patients d'une grave maladie comme par exemple le cancer ou l'asthme.

Le vin préparé avec l'onyx, comme on vient de le décrire, s'est avéré très efficace pour guérir les douleurs au niveau de la rate. L'onyx en lui-même est un excellent remède pour faire partir les douleurs du cœur.

L'émeraude

Recommandation : maladies du cœur, faiblesse cardiaque, crises pseudo-épileptiques, spasmes gastro-intestinaux, le syndrome de Roemheld, flatulences.

« La pierre d'émeraude comporte des forces pour lutter contre toutes les faiblesses et maladies de l'homme, car elle a été créée à partir de la matière verte dans l'air et parce que c'est le soleil, qui continue à la nourrir. Si quelqu'un souffre dans son cœur, dans les cotés, ou dans ses entrailles, qu'il porte une émeraude sur lui, directement sur la peau, pour que la pierre réchauffe celle-ci, et il ira mieux ». (PL 1249 B)

Dans la médecine de Sainte Hildegarde, l'émeraude est la pierre la plus puissante pour guérir.

Elle peut être utilisée dans tous les cas de faiblesses et d'affections.

Beaucoup de patients la portent avec succès sur une chaîne ou en collier fait d'émeraudes brutes, qui donnent grande force et confiance.

L'émeraude a montré également son efficacité pour le traitement de la maladie de Roemheld. Dans ce cas, on l'attache pendant trois ou quatre jours sur le nombril. L'émeraude réussit à faire partir les flatulences et à soulager le patient.

PRODUITS ALIMENTAIRES COMME REMÈDES

Une alimentation qui protège le cœur et la circulation du sang

Notre santé n'est pas le fruit du hasard mais d'un processus permanent, tout au long de notre vie. Tous les jours, nous pouvons l'influencer aussi bien par l'intérieur que par l'extérieur. Chacun est largement responsable de lui-même :

– par le choix correct de sa nourriture et de sa boisson

– par un rythme harmonieux entre les phases de sommeil et d'activité

– par la bonne organisation du travail et du repos

– par le nettoyage du corps et de l'esprit de leurs toxines et de leurs résidus

Ainsi résumées, les règles d'or de la vie correspondent à ce que les savants grecs appelaient jadis *diatita* = le régime ou une vie bien ordonnée.

Pour Sainte Hildegarde, la bonne santé passe à travers une bonne assimilation, qui assure des bons sucs (en lat : *humores*), et qui nous fait ainsi bénéficier d'un bien-être et d'une bonne humeur.

En respectant ces règles, on peut réduire le risque d'affections cardio-vasculaires au minimum.

De l'état du sang dépend la santé du cœur et celle de la circulation sanguine.

La qualité du sang est soumise à des variations permanentes suite à des facteurs spirituels et physiques.

Les sentiments et émotions comme la haine ou la colère, la rage ou l'exaspération dégagent un flux dans le foie, que Sainte Hildegarde appelle *mélanche*, et qui est en fait la bile noire, un acide biliaire mélangé à de la *bilirubine* (pigment rouge brun provenant de la dégradation de l'hémoglobine).

Elle peut conduire vers une sur-acidification qui détruit le muscle cardiaque et les tissus cérébraux.

Ainsi, la variation de la valeur du « ph » du sang, fait perdre la flexibilité aux globules rouges du sang et le rend pratiquement « figé » : la conséquence sont les troubles de la circulation du sang qui augmentent le risque d'infarctus cardiaque ou cérébral.

Nous pouvons parfaitement influencer la santé de notre cœur et de notre circulation sanguine, par le choix judicieux de nos aliments. Mais comment faire ?

Le domaine de l'alimentation en général est un terrain truffé de pièges : même dans le secteur de l'alimentation dite « naturelle » de bien grosses erreurs sont commises. Les exemples ne manquent pas : le choix des crudités, des céréales, des aliments dissociés, les jus de tomates et de pommes de terre, les germes (de soja, de blé...) ainsi que les céréales vertes.

Nous sommes souvent tentés par certains fruits et légumes qui entrent dans la liste des « Poisons domestiques » desquels nous avons déjà parlé, tels que les fraises, prunes, pêches et poireaux. Tous ces produits sont à supprimer de notre carte gastronomique, comme la médecine de Sainte Hildegarde le préconise, car ils encombrent notre organisme.

La médecine « Ayurvedique » qui nous vient de l'Inde ou celle de la « Macrobiotique » appliquée au Japon, sont encore plus affirmatives, car une longue expérience et tradition leur confère un grand recul et sécurité d'enseignement.

Et chez nous en Occident, aurions nous perdu la connaissance d'une nutrition saine ?

Il y a 850 ans, Sainte Hildegarde a déjà classifié et décrit un très grand nombre d'aliments en tenant compte de leur aspect moléculaire, leur force vitale, qu'elle appelle « les subtilités ». Cette « cuisine » de Sainte Hildegarde offre un large choix, varié et appétissant, de produits alimentaires, au centre desquels se trouve : l'épeautre, les fruits et légumes. Elle indique également toute une palette d'épices et plantes médicinales.

Puis, elle parle de l'utilisation de certaines viandes, poissons et des produits laitiers.

L'apport en vitamines ou leur nombre de calories n'est pas le seul facteur décisif pour le choix de la nourriture.

Seule la force vitale pour l'homme, contenue dans chaque aliment, représente une importance (ce qu'elle nomme la Viriditas).

Au cœur de la *cuisine de Sainte Hildegarde* se trouve l'épeautre. Il est en même temps aliment et remède. Il occupe la première place. Les succès de guérison, dans la médecine de Sainte Hildegarde, sont dus à 90 %, et ceci sans équivoque, au changement radical du blé par de l'épeautre. Peu d'autres produits bénéficient d'une telle estime chez Sainte Hildegarde.

« L'épeautre est la meilleure céréale : Il réchauffe, il favorise la circulation du sang et agit en même temps comme lubrifiant, il est plus tendre, donc plus facile à digérer, que tous les autres grains de céréales. Celui qui mange de l'épeautre, se constitue une bonne chair et s'assure un sang de qualité. L'épeautre donne de l'allégresse dans l'esprit de l'homme et le rend joyeux. De n'importe quelle façon que vous préparez votre plat d'épeautre, cuit comme le pain ou bouilli comme une céréale, il est toujours bon et facile à digérer ; en un mot : délicieux. » (PL 1131 C/D)

Les témoignages au sujet de l'épeautre et ses effets sur l'organisme, constituent le point de départ pour des études scientifiques sur la nutrition menées par l'université de Hohenheim en Allemagne. Dans ses laboratoires, l'épeautre est déjà passé deux fois au « banc d'essai » scientifique. Il a été examiné et analysé minutieusement. De nombreux scientifiques se sont intéressés à ce grain pour présenter leurs conclusions en détails lors de deux congrès sur le thème de « L'épeautre » : Effectivement, il a été établi que l'épeautre représente *la base* d'une alimentation saine.

L'enseignement que Sainte Hildegarde avait voulu nous communiquer a été ainsi brillamment confirmé par la science de nutritionnelle moderne.

UN CŒUR FORT, GRÂCE À UNE ALIMENTATION À BASE D'ÉPEAUTRE

L'épeautre contient les précieux acides aminés

Ils sont indispensables à la production des protéines humaines. La contenance en protéines de l'épeautre varie selon la géographie de sa culture et son ensoleillement : en Allemagne on en trouve au minimum 11 %, aux États-Unis et au Canada jusqu'à 20 %. L'épeautre contient jusqu'à 75 % de calories de grande valeur

Elles sont indispensables pour l'organisme humain et assurent une bonne circulation sanguine. Il est très intéressant de savoir que l'épeautre contient également 8 à 10 % de fibres. La flore intestinale saine les transforme en acides gras. En chimie, on parle de compositions de chaînes courtes : acide gras, acide acétique, acide propionique et butylique créant un milieu faiblement acide, favorable à une digestion saine. Ils assurent un bon transit intestinal. Les bonnes bactéries spécifiques à la digestion et désirables peuvent s'y développer mais ne laissent aucune chance aux champignons pathogènes.

Chez les patients qui souffrent d'une flore intestinale troublée, ces fibres ne sont pas correctement assimilées, ce qui provoque des flatulences.

Les fibres contenues dans l'épeautre assurent une bonne digestion. Elles augmentent le volume des selles et raccourcissent le temps de passage dans le colon.

En même temps elles protègent de certaines maladies indolores des intestins, du cancer du colon, des calculs biliaires, du diabète, des troubles de l'assimilation et de la synthèse. Elles ont le pouvoir d'absorber l'excès d'acide biliaire avec pour conséquence de faire baisser naturellement le niveau de cholestérol. On peut amplifier cet effet en mangeant des petits pains au son d'épeautre.

Si l'épeautre n'est pas cuit ou préparé avec du levain pour faire la pâte à pain, il faut s'attendre à une carence en zinc ou fer. L'épeautre apporte avec les molécules de zinc et de fer également une molécule appelé phytate. La propriété du phytate consiste à absorber les molécules comme le zinc et le fer : Celles-ci ne sont donc plus disponibles pour l'organisme.

Par contre, dans la cuisson de l'épeautre à l'eau ou au four, ce phytate s'élimine. Cet avantage ne doit pas être sous-estimé : la cuisine de Sainte Hildegarde propose bien des avantages, meilleurs que les régimes basés sur les crudités et musli-céréales.

L'épeautre contient peu de graisses

C'est uniquement dans le germe que l'on trouve 2 à 3 % de matière grasse. Par contre, sa valeur nutritive est physiologiquement de très haut niveau : jusqu'à 85 %.

L'épeautre contient des acides gras insaturés qui sont indispensables dans le développement des membranes de nos cellules. De plus, il contient les vitamines E, A, et D en faible quantité, solubles dans la graisse. La qualité antioxydant de ces vitamines A et E empêche la destruction des acides gras insaturés. Par conséquent, ni ces acides, ni le cholestérol ne peuvent se déposer dans les vaisseaux : ils sont protégés de l'artériosclérose. Ces précieux acides gras insaturés jouent en outre un rôle important pour les nerfs, au moment de la synthèse : ils préservent le système nerveux.

Avec l'épeautre, on ne connaît pas de manque en vitamines

Une alimentation basé sur l'épeautre assure la totalité des besoins en vitamines A l'exception des vitamines AE et AC : que nous pouvons prendre tous les jours, sous forme de laitue, préparée avec de l'épeautre.

Une flore intestinale saine produira le reste des vitamines dont l'organisme a besoin.

Nous l'avons déjà vu : l'épeautre contient de la vitamine E, un antioxydant. Il protège de l'artériosclérose. En même temps, il contrôle l'assimilation nécessaire pour la structure et la fonction de la synthèse du système nerveux.

En outre, la vitamine E permet de freiner le développement de certaines formes de cancer. Avec seulement 100 g de farine d'épeautre complète, on couvre un tiers du besoin journalier en Vitamine E. On trouve dans l'épeautre également de la vitamine B2, appelée aussi riboflavine et qui a une grande importance dans le processus de la respiration et du transfert de l'oxygène dans le sang. 100 g de farine complète d'épeautre couvrent 6 % du besoin journalier en B2, le reste est synthétisé dans l'intestin.

On trouve également dans l'épeautre la vitamine B6. Elle est indispensable pour maintenir le bon fonctionnement de l'épiderme et des nerfs. La vitamine B6 empêche les plaquettes sanguines de se coller entre elles et assure une bonne circulation. Elle stimule même les forces immunitaires en améliorant l'activité des lymphocytes B + L. 100 g de farine d'épeautre complète satisfont 12 % du besoin journalier.

L'épeautre est particulièrement riche en minéraux et oligo-éléments

C'est bien pour cette raison, que l'épeautre a été classé comme « le meilleur aliment » pour la protection des maladies cardiaques et circulatoires. (classification réalisée en clinique « Brunnenberg » spécialisée dans la convalescence après un infarctus cardiaque).

La réserve en éléments minéraux basiques, que renferme l'épeautre, empêche une sur-acidification du sang.

Un sang trop acide est la cause principale des infarctus cardiaques et des attaques cérébrales. L'acide urique est non seulement neutralisé (il est le résidu des protéines après leur assimilation), mais également l'excès de bile (provoquée par la contrariété, le stress et la colère).

La grande richesse en minéraux de l'épeautre exerce une influence décisive sur les pulsations régulières du cœur.

Les électrolytes comme le kalium, magnésium, calcium ou zinc assurent une bonne conductivité des courants cardiaques : en temps normal, ils font contracter et décontracter le muscle 60 fois par minute.

Dans la période de l'art baroque, ce rythme de soixante battements par minute, est devenu le tempo de base pour la musique et la danse : la mesure du mouvement musical « Andante » marque également 60 pulsations rythmiques par minute.

Le manque en calcium où en magnésium entraîne en particulier des troubles du rythme cardiaque, des ratés, la maladie de l'oreillette et augmente le risque d'embolie.

Pour prévenir un manque de minéraux, il est recommandé de consommer l'épeautre uniquement dans sa version cuite et pas comme céréale crue, en flocons ou pétales. Pendant la cuisson à l'eau, à la vapeur ou au four l'acide phytique contenu dans la céréale est détruit. Cet acide est précisément capable de résorber les minéraux et micro nutriments et les soustraire ainsi à notre bien-être.

Sainte Hildegarde de ce fait interdit la nourriture crue.

La quantité de zinc : 33 à 34 mg (matière sèche) est particulièrement intéressante. Le blé n'en contient que 23 mg et le seigle seulement 19 mg.

Un déficit en zinc a été constaté dans les autopsies des patients décédés des suites d'une artériosclérose importante.

En fait, tous les malades d'une sclérose souffrent d'une façon ou d'une autre, d'un manque en zinc. Le zinc en soi, n'est pas souvent le facteur déclenchant, mais sa carence contribue largement à l'apparition de la maladie et à son développement.

L'épeautre calme le système nerveux

La contenance en phosphore dans les céréales est lié à 75 % à l'acide phytogène. L'enzyme phytase peut seulement le libérer pour pouvoir stimuler le système nerveux. Comparé aux autres céréales, l'épeautre contient le plus de phosphore, mais il ne peut être entièrement utilisé car il ne dispose pas de suffisamment d'enzymes.

Sur ce plan, le seigle s'en sort mieux : il peut libérer davantage de phosphore et ainsi fournir plus d'énergie.

Des analyses scientifiques récentes ont confirmé l'observation de Sainte Hildegarde : seules les personnes exerçants une activité physique intense, travaillant durement et consommant donc beaucoup d'énergie, pourraient manger du seigle.

Dans l'épeautre on trouve aussi comme matière vitale, la rhodamine,

Le professeur Dr. W Weuffen de l'université de Greiswald, Allemagne, a récemment réussi à mettre en évidence la présence d'un antibiotique naturel et propre à l'épeautre, la rhodamine, un acide thionique. Cette matière vitale se compose de trois atomes seulement : souffre, carbone et azote. Elle est indispensable au corps humain pour le maintenir en bonne santé, assurer toutes les fonctions de l'organisme et le guérir de ses maladies. Il est tout particulièrement important pour l'ensemble de ses vaisseaux sanguins.

L'acide thionique confère à l'épeautre une qualité de prévention aux infections. Il faut souligner son importance dans la prévention des infections veineuses et de l'artériosclérose.

Une étude clinique a démontré que l'artériosclérose, est aussi une sorte de maladie infectieuse. 543 médecins masculins ont été victimes, au cours des huit années de surveillance, soit d'un infarctus cardiaque, soit d'une attaque cérébrale, soit d'une thrombose.

Une infection des vaisseaux sanguins avait été diagnostiquée comme étant l'origine de ces problèmes.

Le risque d'infarctus cardiaque ou d'attaque cérébrale pour les personnes de ce groupe d'échantillon était trois fois supérieur à celui des patients sans infection.

Il convient d'ajouter, que l'étude a permis l'observation suivante : les virus peuvent également détruire les vaisseaux et ainsi déclencher une artériosclérose.

Une quantité suffisante d'antibiotique naturel Rhodanide, où plus précisément le thiocyanate, n'est pas seulement en mesure de protéger les vaisseaux d'affections inflammatoires mais aussi, il peut parfaitement stimuler le système immunitaire.

Quand le thiocyanate vient à manquer, il se forme des micro-fissures dans les cellules des artères. Pour réparer ces dégâts, l'organisme dépose du calcium et des graisses. Une couche de dépôts épaisse réduit le passage ou finit par le boucher totalement : il y a danger de mort ! Les varices sont particulièrement à surveiller : elles peuvent s'enflammer facilement et provoquer une thrombose ou une embolie.

Le meilleur moyen, naturel et sans danger pour prévenir tout processus artérioscléreux, est tout simplement une alimentation à base d'épeautre.

Exemple de cas vécu

Le médecin autrichien Karl Schmiedecker raconte : « Chez une patiente de 84 ans s'était déclarée une lésion du ménisque ce qui a entraîné une thrombose profonde dans la cuisse droite : La jambe est devenue bleue, contractée et douloureuse.

Elle a été soignée par un bandage de compression et on lui a prescrit une alimentation végétarienne avec des bouillies de flocons d'épeautre, des soupes de légumes avec de la semoule d'épeautre, trois litres d'infusions de fenouil. De bonnes promenades et autant de repos ont permis de faire dégonfler sa jambe et en deux jours ses douleurs ont disparu. *L'épeautre protège les cellules des vaisseaux sanguins de la dégénération, de la détérioration et les assainit* Les cellules musculaires dégénèrent quand elles ne reçoivent plus assez de nutriments capables de les protéger et de les immuniser. Des micro-fissures surviennent. Le corps essaie de réparer ces défauts par ses propres moyens. Comme déjà décrit plus haut, il se forme des dépôts : du sang coagulé, du calcium, de la graisse. Si le processus d'autoprotection n'est pas interrompu (par un traitement adéquat) les vaisseaux peuvent même éclater et provoquer l'infarctus cardiaque ou l'attaque cérébrale qui font peur à tout le monde. L'alimentation à base d'épeautre est aussi capable de nettoyer les vaisseaux sanguins déjà obstrués ou enflammés. C'est en particulier le thiocyanate qui fait que les dépôts, toujours possibles, ne se fixent pas en formes de plaquettes. Cette molécule nettoie aussi les vaisseaux déjà rétrécis, et les ouvre à nouveau.

Tous les organes, maintenant bien irrigués et entretenus, connaissent à nouveau, une amélioration de leur état. Les patients se sentent rapidement plus forts, disposent d'une protection naturelle face à la maladie ou au processus de vieillissement.

Le traitement de milliers de malades, par une alimentation à base d'épeautre, atteste de l'efficacité du nettoyage des vaisseaux avec une telle alimentation et permet de constater de surprenants résultats en très peu de temps. Les forces d'autoguérison sont stimulées.

Cette alimentation à base d'épeautre est recommandée tout particulièrement aux patients souffrant d'angine de poitrine, troubles circulatoires, diabètes ou varices. Pour cette raison, la guérison d'inflammations veineuses est souvent qualifiée de « sensationnel » !

Exemple de cas vécu

Une patiente âgée de 41 ans a remarqué un gonflement et a ressenti des douleurs dans la cuisse après un long trajet en voiture.

La patiente est finalement conduite à l'hôpital où on lui fait une échographie : on décèle une thrombose, qui n'est pas récente, avec occlusion de la veine profonde dans sa jambe et qui s'étend jusqu'en bas de la cuisse. En fait, les veines fémorales et poplitées sont bouchées. Un caillot, pas encore fixé est détecté au niveau de la veine fémorale. En réanimation, la patiente est traitée contre les streptocoques et avec des médicaments tels que la Streptoquinase et Uroquinase qui provoquent chez elle une forte fièvre. Les douleurs dans la jambe deviennent insupportables. Le traitement complémentaire avec l'anticoagulant Herapine suscite des démangeaisons allergiques.

La jambe enfle, devient rouge et douloureuse : on commence une thérapie de marcumar (dilution du sang). Deux semaines plus tard rien n'a visiblement changé et la patiente est renvoyée à son domicile pour poursuivre le traitement : « nous regrettons d'être obligés de vous renvoyer à la maison, telle que vous êtes venue ! Votre médecin traitant viendra vérifier tous les quatre jours les résultats de la thérapie au marcumar ».

Peu de temps après, la plupart des effets secondaires bien connus de ce médicament apparaissent : écœurement, perte d'appétit, lésions aux reins et au foie.

La patiente demande qu'on ne lui administre désormais plus rien d'autre que les remèdes de Sainte Hildegarde. L'infection veineuse disparaît en deux semaines avec le traitement de jus d'orties et des compresses journalières de chanvre. Son alimentation est à présent entièrement basée sur l'épeautre et elle prend trois fois par jour après les repas, des comprimés de galanga. Elle sent que la jambe se rétablit et que les douleurs disparaissent : enfin elle peut bouger normalement.

Après trois mois, la patiente dut retourner pour être examinée à l'hôpital : « madame, nous sommes débordés de travail, alors, comprenez-nous ! Montrez-nous la jambe malade ! »

L'examen actuel de la jambe n'a plus rien de commun avec le constat précédent : après la thrombose de la veine profonde de la cuisse droite, on peut constater à présent que la circulation y est largement rétablie. Les veines poplitée et fémorale sont à nouveau complètement dégagées et le sang peut circuler normalement. La circulation entre les membres inférieurs et le bassin est redevenue fluide. Aucune altération variqueuse n'est visible.

Des cures à l'épeautre

Les témoignages, nombreux et convaincants, sur l'efficacité de l'épeautre nous ont encouragés à mettre au point des cures spécifiques, basées entièrement sur l'épeautre. Elles constituent un vrai bouclier contre tant de maladies dites « de la civilisation » qui nous agressent perpétuellement. Elles sont très souvent la conséquence directe de l'alimentation moderne. Tout le monde peut faire une cure à l'épeautre et en tirer un bénéfice salutaire pour son organisme. Nous ne pouvons montrer aucune étude clinique, à proprement dit, mais nos observations faites

« en clinique précisément, sur plus de 10.000 patients et ceci sur une période de 30 années, présente une preuve suffisante sur l'efficacité de ces cures à l'épeautre. Nous recommandons à presque chacun de nos patients, de manger de l'épeautre trois fois par jour, dans une forme ou dans une autre.

Le matin : Bouillie de flocons d'épeautre
« Café » d'épeautre torréfié
À midi : Épeautre en grain
Épeautre blanchi
Pâtes d'épeautres
Beignets d'épeautre
Soupe de légumes avec de la semoule d'épeautre
Laitue avec des grains d'épeautre
Le soir : Pain d'épeautre
Pâtés aux légumes mélangés

Jusqu'à présent aucun cas d'incompatibilité ou d'allergie à l'épeautre n'a été observé. Ceci est un avantage énorme sur le blé qui donne tant d'allergies au gluten et qui est bien connu pour ce problème handicapant.

Sainte Hildegarde décrit également les qualités médicinales des autres quatre céréales bien connues que sont l'avoine, le seigle, le blé et l'orge. L'avoine est presque aussi bonne que l'épeautre, car elle favorise la santé en général et la joie en particulier elle n'est pas bonne pour tous les patients malades, en particulier ceux qui ont un sang de médiocre qualité (anémie) : la digestion de l'avoine nécessite une bonne circulation sanguine.

Le blé convient uniquement pour la cuisson au four. Il ne convient pas pour la cuisson à l'eau et ne devrait pas être employé ni comme semoule, ni comme pâtes.

Il y a 850 ans déjà, que Sainte Hildegarde soulignait la valeur thérapeutique du pain de blé complet :

« Le blé réchauffe l'homme et est si complet, qu'il ne nécessite aucun ajout pour l'accommoder. Quand on transforme le grain de blé en farine de blé complète et on cuit son pain, celui-ci sera bon pour le bien-portant comme pour le malade. Elle donne à l'homme une bonne chair, des muscles et un bon sang »Physica 1, page 31

(le blé dont parlait notre Sainte a peu de chose à voir avec le blé multi hybridé que nous avons aujourd'hui) –note de la traduction-

Un pain de farine de blé « extra blanc et fluide », par contre est affaibli car cette farine blanche a perdu sa qualité, sa valeur de blé. Elle provoque un excédent de mucus dans l'organisme.

Le seigle est une aide pondérale : « Il peut amincir les gros, car le seigle fait tomber les kilos ! – Les maigres, dont le sang irrigue mal la personne, et surtout ceux qui souffrent souvent de gastrite, ne peuvent pas facilement digérer le seigle ».

Comme nous l'avons déjà vu, le seigle contient une proportion importante de phosphore, que seul les travailleurs de force peuvent brûler.

L'orge n'est recommandée que : pour la bière, car : « la bière fait développer les muscles de l'homme et lui procure, grâce à la force de l'orge, un beau teint au visage. Cette céréale n'est pas adaptée à une autre utilisation, ni pour les malades, ni pour les bien-portants. »

LA CHÂTAIGNE,

FORTIFIANT PAR EXCELLENCE POUR LE CŒUR

Le châtaignier est parmi les arbres, ce qu'est le fenouil parmi les plantes et l'épeautre parmi les céréales : un aliment et remède de la racine à la couronne de son feuillage. Ses fruits, les châtaignes contiennent, mise à part des féculents (55 à 58 %) et protéines (4 à 7 %) une grande richesse en calories de très grande valeur (22 à 34 %). Elles sont les fournisseurs d'énergie pour toutes les cellules, mais tout particulièrement des cellules nerveuses.

De plus, ces fruits contiennent des éléments actifs spécifiques, des amines biogènes ou neurotransmetteurs, indispensable pour le bon fonctionnement nerveux.

Elles sont riches en vitamines A, E et C. La châtaigne ne contient aucune hexose du type glucose ou fructose : même un patient avec un diabète peut l'assimiler (100 g = 210 kcal = 880 Joule). Sainte Hildegarde recommande la châtaigne pour tous les états de faiblesse :

« Le châtaigner est tout à fait chaud ; il a aussi une grande vertu mêlée à sa chaleur, et il est l'image de la discrétion. Ce qui est en lui, ainsi que ses fruits, est utile contre toutes les maladies qui attaquent l'homme. ». (PL 1226 B)

Ces états de faiblesses comprennent outre les baisses immunitaires comme avec le cancer, le SIDA, ou la maladie de Lyme l'affaiblissement cardio-circulatoire, suite à une inflammation rhumatismale (endocardite) ou un défaut congénital du cœur. Sainte Hildegarde écrit à ce sujet :

« Et celui, qui souffre du cœur, au point qu'il n'a plus de force et qu'il devient triste, mangera souvent des châtaignes crues. Cela redonnera à son cœur une sorte de vigueur il retrouvera la force et la joie. » Ph.1 p.34.

Nous avons déjà parlé de la surcharge pour le cœur quand une grande tristesse s'installe durablement. Mais aucune réponse ne nous est donnée à la question : « Est-ce que la tristesse donne une maladie cardiaque ou bien, est-ce la maladie du cœur qui rend triste ? »

Quand on mange des châtaignes crues (dans le cas où elles sont sèches, les tremper une demi journée dans l'eau), ou, de la farine de châtaigne, (une à deux cuillères à café, étalées sur la journée – il faut bien ensaliver la poudre avant de l'avaler) on observera une excellente amélioration en cas d'inflammation du muscle cardiaque ou même en cas d'inflammation des valvules du cœur. L'augmentation de la capacité cardiaque et la bonne humeur se fait rapidement sentir chez le patient.

Visiblement les châtaignes ont une relation privilégiée avec les cellules du muscle cardiaque.

Les inflammations du myocarde empêchent les cellules musculaires du cœur de se régénérer.

La châtaigne combat justement les inflammations avec efficacité.

Le fouet médicamenteux « Digitalis » n'obtient pas de bon résultat et les calmants psycho-pharmaceutiques non plus.

Nous n'avons qu'à revenir à la châtaigne : ne ressemble-t-elle pas à un cerveau humain en miniature ? Dans la science comparative, ceci indique son efficacité dans le domaine des faiblesses du cœur, syndromes psycho-végétatifs, sclérose cérébrale et prévention de la maladie d'Alzheimer. Dans ce cas, on utilise des châtaignes cuites.

« Celui qui a le cerveau vide à force d'être sec, et, de ce fait, la tête douloureuse, fera cuire des châtaignes à l'eau sans rien rajouter. Après avoir jeté l'eau il en mangera à jeun et après le repas (...) et la douleur cessera dans sa tête » Ph.1 p.33.

L'odeur de l'essence du châtaigner est souveraine en cas de fatigue : « respire souvent l'odeur du bois. Elle procure la santé à ton cerveau ».

L'indication de Sainte Hildegarde selon laquelle les châtaignes font disparaître les mucosités de la rate, est très intéressante :

« Celui qui souffre de douleurs dans la rate, fera griller les fruits du châtaigner sur le feu, les mangera souvent et modérément chauds, sa rate se réchauffera et il retournera vers la santé ». Ph.1 p. 34.

Ne manquez-pas d'acheter en automne, les marrons grillés que les vendeurs proposent au coin des rues.

La rate est l'organe de défense le plus important de l'homme. D'après Sainte Hildegarde, elle a une deuxième fonction, celle de désintoxiquer le cœur.

La rate peut souffrir en cas de consommation trop importante de légumes crus ; elle peut même se dilater, s'enflammer et entraîner des douleurs au cœur. Sainte Hildegarde indique que les châtaignes ne sont pas les seuls remèdes de la rate. La « grande cure pour le cœur », avec les comprimés de fenugrec, l'élixir de persil, et la poudre pour le cœur (voir p.65). La poudre pour le cœur, le mélange de fenugrec, doivent toujours avoir une place privilégiée parmi les assaisonnements dans la cuisine pour le cœur. Cet épice donne du goût à tous les plats et assure en même temps une bonne irrigation sanguine. L'alimentation d'après Sainte Hildegarde : l'alimentation et les jeûnes, dans la « cure de revitalisation » d'après Sainte Hildegarde, sont les moyens les plus sûrs pour éviter les maladies cardiaques ne surcharge pondérale et une nourriture riche en matière grasse représentent un grand risque pour la santé. Lors d'un jeûne, suivant les directives de Sainte Hildegarde, les niveaux de triglycérides et de cholestérol se normalisent automatiquement. Les parois des vaisseaux sont ainsi soulagées et le cœur est préservé. L'Institut pour l'Alimentation préconise un niveau normal en cholestérol inférieur à 220 mg % et un niveau normal des triglycérides (des graisses neutres dans le sang) inférieur à 150 mg %. La mauvaise assimilation des matières grasses est le premier facteur de risques dans les maladies cardiaques. Il recommande d'observer les règles suivantes :

– Éviter les graisses saturées : graisses animales, produits laitiers, crème chantilly, crèmes glacées, graisses végétales solides comme la végétaline, les rôtis et frites

– Éviter le cholestérol : jaunes d'œufs, (un jaune d'œuf contient 300 mg de cholestérol), la peau des volailles, les hamburgers, les poissons comme l'aiglefin, la carpe, les crevettes, le caviar mais aussi les rognons, cervelles ou langues, la viande de bœuf rouge car elle aussi est riche en cholestérol.

– Éviter le sel : ne pas prendre plus qu'une cuillère à café de sel par jour (3g). Il faut tenir compte que les fromages, sauces de salades, pain et divers autres aliments sont toujours fortement salés. Pour cette raison nous recommandons le pain d'épeautre aux herbes, dans lequel le sel est remplacé par le galanga, le thym, et l'anthémis pyrèthre.

– La consommation d'alcool doit restée limité à un verre de vin ou de bière par jour. Il faut renoncer aux liqueurs et spiritueux qui sont hautement alcoolisés

Des découvertes scientifiques récentes confirment ce que Sainte Hildegarde avait déjà dit il y a 850 ans : avec une alimentation adaptée, on peut parfaitement éviter les maladies de cœur et de la circulation du sang.

Certaines viandes, poissons et plantes contiennent des acides protecteurs, capable de retarder le développement de l'artériosclérose ou de prévenir un infarctus

Les chercheurs ont trouvé, que les esquimaux au Groenland et les japonais sont très peu touchés par le problème des affections cardiaques ; l'infarctus y est même considéré comme une exception. Ces peuples adorent manger du saumon et de la viande de baleine.

Dans cette nourriture, ils trouvent des acides gras qui sont capables de faire baisser le taux de cholestérol dans le sang et prévenir ainsi le risque d'attaque cardiaque.

Ces graisses qui agissent sur le cholestérol se trouvent également dans d'autres poissons d'eau de mer et d'eau douce comme le bar, carrelet, espadon, poisson courant et brochet.

Les acides gras insaturés, les plus favorables pour l'organisme humain, se trouvent également dans de nombreuses graisses et huiles végétales, comme par exemple l'huile de tournesol et de graines de chanvre

Pour une alimentation saine, composée de fruits et légumes, mais aussi de poisson, viandes et produits laitiers, je recommande de lire les explications détaillées dans le livre : « La thérapie par l'alimentation » de Sainte Hildegarde.

Suggestions de menus, pour malades cardio-vasculaires

Lundi

Midi : Soupe de courgettes
Pois chiches, avec légumes au galanga
Laitue avec épeautre
Gelée aux fruits rouge
Soir : Pâté de châtaigne

Mardi

Midi : Bouillon de poule avec gnocchis de foie de volaille
Volaille cœur de fenouil gratiné
Épeautre égrugé
Laitue avec épeautre
Crème à l'orange
Soir : Velouté d'épeautre
Légumes marinés

Mercredi

Midi : Soupe aux châtaignes
« Pizza végétarienne », avec Fenugrec grillé
Laitue avec épeautre
Pomme au Gewürztraminer
Soir : Potage de semoule d'épeautre
Plat de légumes cuits variés

Jeudi

Midi : Soupe aux pois chiches
Crêpes d'épeautre farcies,
Laitue avec épeautre
Crème de yaourt
Soir : Minestrone
Tranche de semoule d'épeautre avec compote de pommes

Vendredi

Midi : Velouté de courge-carotte
Filets de truites/saumon au vin
Laitue avec épeautre
Marrons glacés
Soir : Potage aux herbes avec épeautre
Betteraves au raifort

Samedi

Midi : Soupe au pied de veau avec vermicelles
Beignets de légumes
Beurre d'herbes
Laitue avec épeautre
Tarte aux pommes
Soir : Potage de flocons d'épeautre
Salade de haricots blancs et laitue

Dimanche

Midi : Soupe aux marrons
Ragoût de cerf avec pâtes fraîches d'épeautre
Haricot verts et carottes
Laitue avec épeautre
Mousse au vin / Sabayon
Soir : Velouté de fenouil
Pain d'épeautre avec garniture végétarienne
Salade verte

LA DÉCOMPRESSION DU STRESS PAR LE TRAVAIL ET LA PRIÈRE

A la base, le stress est un processus naturel et indispensable à la vie. Il est nécessaire pour maîtriser les soucis et faire face aux nombreux dangers. Par une situation de stress, les nerfs stimulent la glande pinéale. Celle-ci commande aux différents organes de libérer des hormones et des neurotransmetteurs, comme par exemple, la sérotonine dans le cerveau ou l'adrénaline dans le foie.

Le cœur est ainsi sollicité pour fournir la quantité de sang optimale au corps. Le pouls monte, le cœur bat plus vite et la pression du sang augmente, le foie donne sucre et graisses au sang : en cas d'attaque ou de fuite, donc d'un effort physique, le corps dispose d'énergies immédiatement disponibles.

Une fois le danger passé, le corps se rétablit. Les battements du cœur, le pouls et la pression du sang se normalisent. Le stress s'estompe et fait place à une sensation agréable, d'avoir réussi, d'avoir échappé et que tout s'est encore une fois bien passé.

Sainte Hildegarde appelle ce battement du cœur : Compunctio cordis ; L'accélération du rythme cardiaque n'est donc pas une maladie mais un signe d'alerte dans une situation dangereuse et une prise de disposition pour y faire face.

Ensuite, on peut respirer et reconnaître que tout s'est encore une fois bien terminé.

Le stress devient seulement dangereux, quand il est excessif ou quand il dure trop longtemps. Le stress permanent use les nerfs et organes, épuise les réserves de neurotransmetteurs et fatigue l'organisme.

Un homme qui est toujours « sur les chapeaux de roues – à cent à l'heure » sent une inquiétude au fond de lui avec un cœur, constamment en accélération, il maintient le sang longtemps sous forte pression.

De plus, l'acide biliaire, celui que Sainte Hildegarde appelle « melanche » se déverse dans le foie contribuant à une suracidification du sang et des tissus.

Tous ces facteurs rassemblés peuvent transformer cette situation en maladie cardio-vasculaire, apoplexie, poussées de rhumatismes, ulcères d'estomac et inflammations intestinales.

Les études de longue durée pratiquées sur les résultats des électrocardiogrammes montrent que les tensions de stress, dépressions et frustrations peuvent doubler le risque d'attaque pour les personnes déjà affaiblies par des troubles d'irrigation du cœur.

On voit qu'environ une heure après une forte émotion (négative) l'irrigation du muscle cardiaque n'est plus suffisamment assurée et une attaque cardiaque peut être imminente.

De tels troubles de la circulation sanguine au niveau de l'irrigation du myocarde sont parfaitement décelables dans l'électrocardiogramme. Si le phénomène dure, il conduit à une crise d'angine de poitrine, le signal d'alerte pour un infarctus.

L'homme passe beaucoup de temps « assis » : par ce notre mode de vie sédentaire il aggrave la situation.

La quantité de sucre et de graisse dans le sang, synthétisés dans le foie, ne peut plus être brûlé par son organisme.

Les situations de stress à répétition conduisent aux dépôts de graisses dans les artères et renforcent le risque d'affections cardio-vasculaires.

Il y a des années, que les cardiologues Dr. Ray Rosemenn et Dr. Maier-Friedmann ont découvert, que des hommes constamment surchargés de travail présentent un risque plus élevé d'infarctus du myocarde.

D'un autre côté, nous trouvons des personnes, qui réussissent un bon équilibre entre l'activité (professionnelle) et la récupération en pratiquant la méditation par exemple. Les personnes agressées par le stress montrent souvent les caractéristiques suivantes :

– elles sont constamment sous pression

– ne sont pas capable de « déconnecter »

– sont impatientes avec leur entourage sont extrêmement ambitieuses

– essaient de rendre possible ce qui est impossible

– sont en colère quand une chose ne réussit pas

– sont des solitaires

– sont incapables de résoudre des problèmes familiaux

– n'ont jamais de temps

– traitent cent milles choses en même temps

– sont des « drogués du boulot »

– ne déconnectent même pas pendant leurs loisirs

– mangent rapidement, parlent vite et font des mouvements et gestes imprécis.

Le fondateur de la recherche sur le stress, le Dr. H. Seyle, écrit : « L'objectif n'est pas d'éviter le stress à tout prix. Comme à l'évidence, on ne peut an aucun cas supprimer l'amour, réduire les mouvements du corps, ni cesser de manger ou de boire – il faut au contraire, que chaque individu trouve le juste équilibre entre son travail et sa détente.

PRATIQUER LA MÉDITATION COMME SAINTE HILDEGARDE

Sainte Hildegarde avait vécu sous la règle de Saint Benoît : « *Ora et labora* – prier et travailler ». Ce chemin de méditation n'était pas seulement une source de grande sagesse, mais aussi une méthode pour récupérer après les tâches épuisantes de la vie et se ressourcer.

Le rythme équilibré, entre le temps de la prière et du travail, lui donna la force d'accomplir les tâches les plus grandes malgré une faible santé pendant toute sa vie.

Entre 50 et 60 ans, Sainte Hildegarde développa une activité débordante. Elle prit congé du couvent de Disibodenberg, pour fonder sur la montagne de Ruppert, à Bingerbrück son propre couvent. Sainte Hildegarde prit en charge par ses propres moyens le financement et la direction du chantier pour la construction d'un couvent pouvant recevoir une cinquantaine de moniales.

Pendant cette période, elle rédigea deux ouvrages littéraires sur la médecine et la biologie (*Causare et Curae* et *Physica),* un traité sur la psychothérapie (*Liber vitae meritorum),* un opéra : une chorégraphie de jeux de danses *(Ordo vitutum)*, un livre sur les Évangiles, plus de 77 chants tout en entretenant une riche correspondance avec ses nobles contemporains de haut rang.

A l'age de 79 ans, elle dicta à son jeune secrétaire de l'époque, Guibert de Gembloux, qu'elle se sentait forte et saine comme une jeune femme, tant qu'elle travaillait, poussée par ses visions.

Aujourd'hui nous savons, que le cerveau est séparé en deux parties : dans la section de gauche sont traitées les performances, consommatrices d'énergie. Dans celle de droite, les énergies sont reconstituées par la prière, la méditation, la contemplation, le calme et la détente.

Hémisphère gauche du cerveau	**Hémisphère droite du cerveau**
vie active	vie contemplative
mouvements	calme
performances	méditation
travail	prière
stress	silence
pressions externes	réflexion
routine	improvisation
obligation de résultat	inspiration
réussite de haut niveau	promenades, jeux, danse, chant, natation
	faire du vélo
sport de haut niveau	jardinage

La clé d'une vie heureuse, réussie et menée avec sens, se trouve dans l'art de créer un équilibré sain, entre les deux parties du cerveau. Avec cette clé, la porte des difficultés de la vie, s'ouvre : les problèmes sont résolus dans la joie.

Sainte Hildegarde savait par sa propre expérience, qu'un homme doit être éprouvé sur le « banc d'essai » pour rester efficace durant toute sa vie.

A 43 ans, elle écrit dans son livre *Scivias* la cause et l'origine des épreuves de la vie. L'homme doit montrer ses capacités et réussir ses épreuves. Elle a une vision très réaliste sur les nombreux coups du destin : les montées et les descentes sont les étapes d'un processus d'apprentissage et d'un discernement supérieur :

« L'or doit être purifié dans le feu, les pierres précieuses doivent être nettoyées et taillées, tout doit être vérifié dans tous les sens... plus que tout autre chose, l'homme doit être éprouvé et la mesure est dans les rapports entre la Création et les créatures.

Comment ? L'esprit se mesure en esprit, la chair dans la chair, la terre est comparée avec l'eau, le feu avec le froid, le combat avec la contre-attaque, le bien par le mal, la beauté par la maladie... lumière par l'obscurité, la vie par la mort... N'est-ce pas le Bon Dieu lui-même, qui envoie des tempêtes sur les hommes pour qu'ils L'appellent un peu plus souvent ?

La voix du ciel exige de l'homme un combat perpétuel pour ne pas se laisser décourager par les difficultés, il convient de prier Dieu pour son aide... si un tyran t'avait fait prisonnier, tu implorerais l'aide de tout homme, promettant ta fortune entière, pour qu'il te sauve.

Ainsi dois-tu faire, ô homme, tourne-toi vers Dieu, supplie et prie, promets de te convertir et le Seigneur t'aidera ».

« Mais si la colère monte, la bile augmente, déverse sa vilaine fumée dans le corps : ainsi naît l'œuvre de la rage... une certaine tristesse peut venir avec les sucs concentrés autour de la bile et s'écouler dans tout le corps.

Si la grâce de Dieu ne vient pas rapidement à ton secours pour libérer ton âme, une paralysie figera ton esprit, créera une surpression, un endurcissement (sclérose cérébrale et artériosclérose) et une obsession dans l'homme. L'essor de l'âme sera bridé. Quand les mésaventures se multiplient, elles génèrent de la haine et d'autres passions mortelles qui tuent l'âme et ne laissent que ruines et tristesse derrière elles »

Avec la description de ce processus, Sainte Hildegarde anticipe et nous parle de ce que nous appelons aujourd'hui la médecine psychosomatique. Une guérison implique toujours la proximité de Dieu. Elle peut se manifester par une douleur au cœur, comme une crise d'angine de poitrine :

« Parfois je touche un homme dans son âme et lui rappelle qu'il doit commencer d'agir avec justesse et d'éviter le mal. Mais il Me méprise et croit pouvoir faire ce qu'il veut... Alors Je lui rappelle une deuxième fois d'agir pour le bien, Je l'invite à résister à ses mauvais penchants. S'il ne M'écoute toujours pas, il lui arrive des mésaventures qui peuvent le priver de ses biens matériels ou de la santé de son corps »

Le Bon Dieu se rappelle constamment à l'homme et attend que celui-ci lève les mains pour implorer Son aide :

« Je n'abandonnerai pas cet homme mais Je le protègerai de mon aide et de ma puissance dans son combat.

Au début je frapperai doucement à la carapace qui entoure son cœur, plus tard je frapperai plus fort et plus souvent. Alors, Je toucherai ses anciennes blessures. Quand Je rappelle mon existence à l'homme en le secouant il peut me saisir dès qu'il se rend compte de ma présence et achever son œuvre bonne avec mon aide. Mais tous ceux qui Me méprisent, tomberont dans la faiblesse de leur propre être et entre les griffes du mal.

De lourds fardeaux les écraseront et les chemins de la vie leur présenteront les plus infranchissables obstacles.

Tu es intelligent on te demandera beaucoup de compréhension. Tu as reçu de grands biens – de grands choses te seront demandées. Mais en tout cela, je suis ton guide et ton sauveur. Quand tu M'appelles, touché par l'appel du ciel, tu entendras une réponse. Quand tu frapperas au portail, il s'ouvrira pour toi.

Dans ton esprit tu trouveras toutes les solutions au problème qui te préoccupe et des indications sur tout ce qui te sera profitable... Quand ta volonté et ta conscience sont tentées par le péché, je te demande des sacrifices, luttes, prends sur toi... regardes-moi, Je ne te perds pas de vue.

Et toi ? Que dois-tu faire ? Quand tu es chargé de peines et le cœur blessé, les larmes aux yeux, la peur de Mon jugement au ventre, tu peux m'appeler, m'implorer.

Continue de prier et demande-Moi de venir à ton secours contre les fautes de la chair et dans la lutte contre les mauvais esprits, alors Je ferai tout ce dont tu as besoin et Je prendrai demeure en toi »

Vingt minutes de méditation par jour sont suffisantes pour prévenir les maladies cardio-vasculaires. Cela montre qu'il ne faut vraiment pas grand-chose pour se ressourcer, pour régénérer le système nerveux et pour procurer le repos et la détente au cœur.

ÉQUILIBRER LE STRESS PAR LE MOUVEMENT ET LE SOMMEIL

Ces derniers temps de nombreuses études scientifiques ont attiré l'attention sur l'hormone naturelle « anti-stress » la mélatonine, qui régule le rythme biologique du sommeil et de l'éveil.

Sainte Hildegarde souligne très justement : « le système nerveux se restaure quand l'homme dort ». Mais ce n'est pas encore tout : elle rapporte, que le sommeil ne renouvelle pas seulement le système nerveux, mais aussi le sang, les articulations, tendons et ligaments. Le savoir et la compréhension s'accroissent car : « les forces de l'âme reçoivent du système nerveux une bouffée (d'hormones) fort agréable et douce »

Aujourd'hui nous savons que cette capacité de régénération naturelle provient de l'hormone anti-stress mélatonine. Elle est produite pendant le sommeil de la nuit par une petite glande endocrine, appelée Épiphyse ou glande pinéale grande comme une cerise, située en haut et en arrière du troisième lobe du cerveau. Cette alimentation nocturne en hormones se bloque, quand les récepteurs de la rétine perçoivent une lumière. Cette glande est aussi appelée « le troisième œil » ou « le portail de la santé », car elle pilote l'ensemble du processus de vieillissement biologique : elle contrôle les phases de sommeil, et d'éveil, la température du corps, le système immunitaire, les humeurs de l'homme et la disponibilité en hormones sexuelles.

Depuis la découverte des chercheurs américains de la bienfaisante efficacité de la mélatonine, maintenant utilisée dans les traitements du SIDA, de la maladie d'Alzheimer et du cancer, une véritable mode de la mélatonine a saisi tous les États-Unis.

Mais il est beaucoup plus simple de choisir les solutions qui favorisent la production naturelle de mélatonine plutôt que de prendre quotidiennement, et probablement sur une longue période, les comprimés de mélatonine avec leur dosage bien trop élevé.

Les séquelles d'une mauvaise alimentation et le stress conduisent vers un déficit en mélatonine.

C'est aussi le cas de la pollution électromagnétique des lignes à haute tension, des pylônes et mâts d'émetteurs radio, télévision et téléphonie, tout particulièrement les rayons radar de l'aviation qui troublent le sommeil et provoquent de la nervosité, des difficultés de concentration, perturbent la mémoire provoquent l'angoisse et font apparaître l'agressivité et la dépression.

Pour bénéficier de l'efficacité thérapeutique naturelle de la mélatonine, il convient de choisir ses aliments par rapport à leur contenance en tryptophane. C'est un acide aminé à partir duquel l'organisme produit la mélatonine. On le trouve essentiellement dans l'épeautre, les haricots, la viande et le foie de volaille. Évitez par contre les médicaments ou aliments qui empêchent la fabrication naturelle de cette hormone dans le corps humain comme par exemple les tranquillisants, et antidépresseurs mais aussi le café, la nicotine, l'alcool et l'aspirine.

UN SOMMEIL RÉPARATEUR SE PRÉPARE

Quand on veut dormir profondément d'un sommeil réparateur et sain, on doit le préparer avec soin. Pour obtenir une bonne détente et des rêves agréables, il faut atteindre les longues phases de sommeil profond.

– Le « compte à rebours » pour un sommeil réparateur commence en éliminant le stress de la journée avec un petit verre de vin trempé : porter à l'ébullition l'équivalent d'un verre de vin jusqu'à l'apparition de bulles par lesquelles l'alcool quitte le vin.

Rajouter un petit peu d'eau froide et retirer aussitôt la casserole du feu. Boire le vin chaud par petites gorgées avant d'aller se coucher.

Graines de pavot : verser deux cuillères de grains de pavot sur un ramequin de compote de pommes et manger avant d'aller se coucher. « les graines de pavot apportent le sommeil et empêchent les démangeaisons ».

– Entreprendre une promenade d'au moins de 30 minutes pour faire le plein d'oxygène. L'air de la forêt est particulièrement riche an oxygène.

– Boire une infusion de lavande : la bonne chaleur de la lavande fait partir les sucs froids qui rendent malade le foie, le poumon et la poitrine de l'homme ».

– Lire un bon livre, de préférence un que l'on connaît déjà, car les impressions fortes excitent le système nerveux et diminuent la qualité du sommeil.

– Regarder la télévision le soir est particulièrement néfaste. Il n'est pas étonnant, que des milliers de personnes ne puissent s'endormir qu'avec des somnifères.

– Ce sommeil, provoqué par une « anesthésie » chimique ne gène pas seulement la récupération biologique mais bloque carrément la production de la mélatonine.

– Suspendre la plaque de jaspe à un fil de soie autour du cou : il assure un bon rythme cardiaque naturel.

– Il est important de choisir le bon coussin : « Celui qui est fatigué par des cauchemars, qu'il prenne de la bétoine quand il va dormir et qu'il la garde près de lui, il aura moins de mauvais rêves. »,

Nous utilisons l'herbe de bétoine séchée dans un coussin d'un tissus très fin pour permettre aux odeurs et poussières de passer à travers. D'autres amis de Sainte Hildegarde utilisent des oreillers remplis de balles d'épeautre.

Les bons rêves montrent un sommeil profond et réparateur.

Quand on se réveille plus fatigué le matin que le soir au coucher, il est certain, que la personne a fait de mauvais rêves. On compte parmi les mauvais rêves ceux qui découlent de la journée, les « rêves du réveil » et les cauchemars.

Le sommeil interrompu est celui qui fait le plus grand bien, car à l'éveil peut succéder une phase de sommeil profond : « Chez l'homme qui se réveille souvent et qui se rendort facilement, le système nerveux et les membres se revitalisent de façon agréable. Comme chez le petit enfant qui tête souvent le sein de sa mère et s'arrête souvent pour s'endormir, prend des forces dans l'intervalle. Si vous vous réveillez dans la nuit, ceci peut être une excellente occasion pour écrire, lire ou prier, regardez le côté positif de la situation.

Les veilles nocturnes font partie des jeûnes que nous organisons d'après Sainte Hildegarde. Après une phase d'éveil, on se rendort aisément dans un sommeil profond. Mais là aussi, il convient de trouver le bon rythme entre éveil et sommeil. Trop de sommeil rend : « fiévreux et obscurcit les yeux ». Sainte Hildegarde ne connaissait pas de nuits blanches et certainement pas davantage les somnifères qui détruisent la santé.

Rapports de patients et exemples de cas vécus

« Depuis mon enfance j'ai souffert de cauchemars réguliers qui m'ont affligé en permanence. Depuis que je bois 1/8 l de vin trempé le soir avant de me coucher, j'en suis libérée. Je le prends depuis un an et demi et ne fais plus de cauchemars.

Chaque nuit Madame B faisait des cauchemars qui la privaient d'un bon sommeil. Par exemple elle rêvait qu'elle mourrait). Depuis qu'elle dort sur un coussin de bétoine, elle n'a plus jamais fait de mauvais rêves.

« J'ai une tendance maniaco-dépressive. Je souffre particulièrement les périodes où je dors mal. Depuis 1966 je suis en traitement neurologique. Mon seul remède pour bien dormir sont les graines de pavot proposées par Sainte Hildegarde. Depuis 1983 ces troubles nocturnes se sont améliorés d'environ 80 %. Grâce à ces graines de pavot mes varices ont commencé tout doucement à guérir : c'était très long, mais à présent je n'ai presque plus de démangeaisons dans les jambes en hiver »

« J'ai souffert pendant onze ans de ne pas pouvoir m'endormir : c'était dû à la ménopause. Maintenant je dors sur de la balle d'épeautre et ces troubles du sommeil ont disparu – un miracle, merci mon Dieu !

Seul celui qui est passé par la souffrance du manque de sommeil, connaît ce martyre : Mon mari aussi dort maintenant sur de la balle d'épeautre et est libéré de ses maux de dos ».

RELAXATION PAR LES MOUVEMENTS

Sainte Hildegarde décrit la sensation agréable procurée par la promenade où par l'équitation en plein air. A 72 ans elle pouvait encore se mettre en selle et monter à cheval. Elle entreprit des voyages de plusieurs jours à cheval, jusqu'au couvent de Zwiefalten, presque au bord du lac de Constance !

L'homme doit entretenir son corps par une activité physique suivie d'étirements, mais il est important d'éviter toute exagération. Dès que nous pratiquons un sport de haut niveau ou que nous recherchons la compétition, nous retombons dans le cercle vicieux de la réaction au stress. Tous les bienfaits du sport de loisir se transforment en lutte et le jeu devient combat.

Quand on veut éliminer le stress, il faut avant tout, que l'activité physique procure du plaisir et se passe dans la joie.

La marche, la course, le saut et la danse font partie des loisirs idéaux pour diminuer le stress, rafraîchir les organes des sens et ramener le corps et l'esprit dans l'équilibre. Sainte Hildegarde raconte, que le cinquième sens, le sens tactile, est surtout localisé sous les pieds, la voûte plantaire.

La réflexologie confirme, que nous pouvons influencer tout notre organisme par un massage des pieds.

L'activité physique, sport et loisir bien adapté procure une réaction immédiate et bienfaisante pour tout le corps.

Une activité physique conduit à la diminution de la surcharge pondérale – une des meilleures mesures pour réduire le risque de maladies cardio-vasculaires.

Ainsi le petit footing journalier ou la marche rapide d'au moins trente minutes favorise la souplesse du corps et la santé du cœur et de la circulation.

Les personnes exerçant régulièrement une activité physique meurent beaucoup plus rarement d'un infarctus.

Un cœur bien entraîné supporte mieux les diverses situations de stress.

Après un exercice sportif les vaisseaux restent bien ouverts, ce qui fait baisser de façon naturelle la pression du sang et le niveau de cholestérol pendant que la synthèse en est favorisée.

Une étude américaine a été réalisée sur 32 000 personnes. Elles étaient toutes sous surveillance médicale, au niveau cardio-vasculaire. L'observation démontrait, que les hommes pratiquant peu ou pas de sport, avaient un risque de 70 % plus élevé de mourir des suites de maladies du cœur ou de la circulation par rapport à ceux, qui assurait régulièrement une « mise en forme » (fitness) ou une quelconque activité physique.

Le bon état général du corps ne fait pas seulement baisser le risque d'un infarctus cardiaque, mais est, en même temps, la meilleure arme contre la surcharge pondérale, l'hypertension, le diabète, l'ostéoporose et autres... Même chez des patients avec des malformations congénitales au cœur, des exercices physiques adaptés, pratiqués jour après jour, améliorent la capacité cardiaque.

LA SAIGNÉE – LE NETTOYAGE DU CORPS

La thérapie du cœur, selon l'art de guérir de Sainte Hildegarde, commence bien intelligemment avec la désintoxication et l'élimination des facteurs de risques pouvant déclencher une maladie cardiaque.

« Quand les vaisseaux sont surchargés de sang chez un homme, ils doivent être nettoyés par une saignée pour faire partir les mauvais sucs et les éléments de décomposition provenant de la digestion, » La saignée et le remède le plus efficace et le plus rapide de la gamme des remèdes proposés par Sainte Hildegarde. Elle permet d'agir dans des situations de danger pour la vie écartant durablement les facteurs de risques.

La saignée est complétée par un traitement de suivi utilisant les remèdes regroupés dans l'ensemble de l'art de guérir d'après Sainte Hildegarde et un changement d'alimentation.

Il est très recommandé de se reposer après une saignée et de mener une vie bien calme pour permettre aux effets positifs de se déployer dans tout le corps.

Au cours d'une saignée pratiquée dans la maison de cure de Sainte Hildegarde, pendant que le patient est encore sur place nous analysons le sang au « Reflectron » dans notre laboratoire et prenons immédiatement connaissance des problèmes éventuels de ce sang.

La saignée prend fin avec la connaissance du bilan sanguin. Alors, le patient peut déjeuner, se reposer et sera examiné une deuxième fois aussitôt après. Lors de ces examens de bilan, nous avons constaté que les valeurs représentant un risque, comme par exemple la pression du sang trop élevée, les taux de cholestérol, de triglycérides, l'urée et les paramètres du foie, peuvent déjà se normaliser au cours de la première demie heure.

Une telle amélioration est possible en médecine classique par l'emploi de médicaments forts (comme la « grosse Berta » pharmaceutique, déjà mentionnée auparavant) et ceci sûrement pour des années de traitement.

Dans la mesure où la thérapie de Sainte Hildegarde montre ses effets, les médicaments chimiques peuvent progressivement être réduits et finalement supprimés.

Exemples de cas vécus

Une patiente de 55 ans souffrait d'une faiblesse cardiaque avec des douleurs irradiants jusqu'au bras gauche. Cette affection l'empêchait d'être efficace dans son travail quotidien et la conduisit au bord de la dépression.

A l'origine de la maladie, il y avait une infection diphtérique et des amygdales enflammées.

Son taux de cholestérol dépassait les 410 mg %. La thérapie à base de Mevinacor était mal supportée par la patiente. L'administration de « Bêtabloquants » ne fit qu'aggraver la faiblesse cardiaque.

Après une saignée le taux de cholestérol descendit en trente minutes à 301 mg % et continua de baisser, grâce à une alimentation à base d'épeautre.

La cure avec le fenugrec fit disparaître les douleurs au cœur. L'électrocardiogramme ne montra plus aucun signe inquiétant.

Les médicaments Mevinacor et les bêtabloquants furent supprimés par le médecin traitant avec la remarque : « Votre état de santé est tout à fait satisfaisant ! »

Un patient de 21 ans était prédisposé à l'infarctus à cause de ses antécédents familiaux, son père ayant subi trois infarctus, le grand père avait succombé à 51 ans de son troisième infarctus.

A l'âge de 18 ans on commença à observer chez ce patient les premiers signes inquiétants dans les bilans sanguins (taux de cholestérol : 337 mg %). Malgré un traitement aux abaisseurs lipidiques et une alimentation sans aucune matière grasse, son taux de cholestérol ne put être baissé en Mars 1986,que de 337 à 310 mg %.

Au mois de Mai 1986 ce patient vint en consultation chez moi, avec un taux de cholestérol, remonté à 357 mg %. Il suivit mon conseil et changea radicalement son alimentation.

Grâce à l'alimentation à l'épeautre et aux saignées espacées de six mois, le taux de cholestérol continue à baisser de 304 mg % à 216 mg % au mois de janvier suivant.

Certes, le patient se soumet à un régime draconien, toujours basé sur l'épeautre, il évite toutes les graisses animales : son poids baisse de plusieurs kilos. Le patient se sent bien et est satisfait de sa performance professionnelle.

Le stress au travail et les douleurs d'autrefois ne se produisent plus.

Une patiente de 70 ans souffrait depuis de longues années de crises d'angine de poitrine. Tout avait commencé par une artériosclérose dans les coronaires. Son taux de cholestérol fut alors de 470 mg %. Une forte dépression se rajoutait à son problème. Elle fut traitée par des médicaments tels que le « Nito-spry », les Bêtabloquants, et le Ludiomil. Une seule saignée suffit finalement pour baisser son taux de cholestérol en une demi heure à 419 mg % et plus tard, par le changement de ses habitudes nutritionnelles, choisissant une alimentation basée sur l'épeautre complet et du psyllium arriver à 295 mg %.

Cette alimentation fut complétée par le galanga, l'élixir d'arum et l'élixir de persil : son état s'améliora et rendit les médicaments et antidépresseurs superflus.

Nous avons pu mesurer la baisse rapide du taux de cholestérol après la saignée, et ce, sur des milliers de patients..

Chez les patients nerveux ou anxieux à l'idée de la piqûre imminente, le taux de cholestérol peut encore augmenter. Nous avons là une preuve, qu'il est plus influencé par le stress que par l'alimentation.

Une ancienne infirmière de 80 ans vivait malgré la prise d'hypotenseurs, diurétiques, inhibiteurs ACE, Antagonistes de calcium, avec une pression du sang de 300/150. Cette hypertension baissa après un massage des reins. Pour ce massage on utilise le baume au sapin et on l'applique en façe d'un feu de cheminée brûlant du bois d'orme. Le deuxième jour déjà, la pression tomba à 180 :80 et se stabilisa le troisième jour à

160/80. Une cure avec le fenugrec, une saignée et la prise de galanga, normalisèrent son état et les médicaments purent être supprimés progressivement.

Un directeur de banque, âgé de 58 ans, souffrait d'une hypertension avec des pressions montant à 170/115,suite à un stress important à son travail que l'on n'arrivait plus à maîtriser avec les médicaments conventionnels (Inhibiteur ACE et diurétiques).

Après une série de saignées, pratiquées à 6 mois d'intervalle, la pression du sang redevint sous contrôle.

Après la saignée, la pression baissa en trente minutes de 170/110 à 140/80. Le patient parvient à maintenir sa tension à un niveau satisfaisant en suivant un traitement avec des gouttes naturelles de plantes (aubépine, gui, et Rauwalfia) et la prise régulière de galanga.

Un assistant médical de 45 ans travaillait dans un service de radiologie.

Depuis onze ans il souffrait d'une forte pression psychique qu'il finit par somatiser en hypertension.

La prise d'un médicament diurétique, qu'il prenait : régulièrement, six comprimés par jour et ceci pendant des années, lui avait tellement abîmé les reins qu'il devait aller trois fois par semaine à l'hôpital pour une dialyse.

Dés que nous lui avons fait une première saignée, sa tension est baissée de 180/100 à seulement 140/85. Ensuite elle s'est normalisée. En suivant maintenant un traitement selon les directives de Sainte Hildegarde, avec la « l'élixir d'absinthe », « l'élixir de lentilles d'eau » et la semoule d'épeautre chaque jour et l'application de l'ensemble de la thérapie alimentaire à base d'épeautre, de fruits et légumes, le patient ne retourne plus que tous les dix jours à la dialyse.

Une patiente de 70 ans souffrait des suites d'une artériosclérose et présentait à son arrivée un taux de cholestérol de 345 mg %, des douleurs au cœur, des troubles du rythme cardiaque, des troubles de l'équilibre et la sécrétion abondante de glaires.

Depuis des années sa tension était constamment élevée (190/100), malgré les médicaments qui devaient la faire baisser.

Son mari, « l'énervait » et la « mettait sous pression ». Une saignée et l'adaptation de sa nourriture changèrent tout : l'alimentation à base d'épeautre complet améliora le taux de cholestérol à 278 mg %, la tension tomba en trente minutes à 160/90.

La poudre de dictame fit disparaître les glaires d'une façon merveilleuse. L'élixir de lentilles d'eau lui rendit une nouvelle énergie : elle ne se sentit plus aussi fatiguée ! Le vin trempé et les biscuits de la joie lui procurent joie et détente avec son mari.

Les troubles du rythme cardiaque disparaissent à l'aide de la plaque de jaspe. Une patiente de 76 ans souffrait d'une sciatique et les douleurs l'empêchaient de dormir. Elle était inquiète et énervée. Elle se sentait stressée par ses enfants pour des questions d'héritage. Son taux de cholestérol (357 mg %) baissa après une saignée et la cure de suivi : En deux jours elle n'eut plus que 259 mg %. De même, sa tension baissa significativement. Les douleurs nerveuses disparurent et la vieille dame put à nouveau bien dormir.

Une patiente de 68 ans souffrait depuis 28 ans de douleurs cardiaques d'origine rhumatismale avec des fréquentes chutes de tension. Après la saignée et la cure au fenugrec les baisses de tension se normalisèrent avec des valeurs acceptables.

Les douleurs du cœur qui s'étendaient à tout le thorax disparurent.

Chez une patiente un effet secondaire est apparu : Elle fut traitée avec un médicament pour diluer le sang, un produit pharmaceutique de la famille des Marcumar avec pour conséquence l'éclatement d'une veine à l'œil, à trois reprises. Son médecin traitant lui dit : « Si une veine dans le cerveau éclate, vous serez dans de beaux draps : vous disparaissez. S'il y a une rupture ailleurs, vous restez aveugle ou dans une chaise roulante ».

Après un arrêt cardiaque et la réanimation à la clinique universitaire, on lui introduit quatre fois de suite un cathéter dans le cœur.

Elle en conserve des séquelles qui se manifestent par de fortes vibrations dans le muscle cardiaque, une violente accélération du rythme cardiaque et une maladie des oreillettes.

On renvoya la patiente à la maison en lui prescrivant un traitement avec de bêtabloquants, des diurétiques, des hormones pour stimuler la thyroïde et du marcumar pour fluidifier le sang.

Un nodule chaud se développa rapidement dans la partie gauche de la thyroïde. Dés qu'on s'en rendit compte, tous les traitements furent arrêtés et on pratiqua une nouvelle série d'examens, notamment une scintigraphie.

Ensuite elle choisit de continuer son traitement avec les remèdes de Sainte Hildegarde : saignée, galanga, élixir d'absinthe, plaque de jaspe et cristal de roche sur une chaîne autour du cou. Tous les médicaments, y compris la Thyroxine, lui furent supprimés. Lors de l'examen de suivi, pratiquant une scintigraphie et un scanner on ne trouva plus qu'un nodule froid.

Un retraité de 72 ans souffrait suite à une artériosclérose, de graves troubles de l'irrigation du cœur avec des douleurs au cœur même et au niveau du sternum.

Après les repas elles s'amplifiaient en syndrome de Roemheld. A cause des troubles du rythme cardiaque, on envisagea de lui faire un pontage.

Après une saignée et une cure au fenugrec, l'état du cœur s'améliora tellement, que les médecins estimèrent qu'une intervention chirurgicale était superflue.

Grâce à l'utilisation de la plaque de jaspe, les troubles du rythme cardiaque disparurent à leur tour.

La saignée nettoie les vaisseaux bouchés

Exemple de cas vécu

Un patient de 61 ans subit un infarctus cardiaque. A l'hôpital on lui introduisit un grand et un petit cathéter qui firent éclater la veine bouchée.

Le patient fut traité avec des médicaments chimiques (nitro, adalat et aspirine). Il fut ensuite envoyé en convalescence.

Six mois plus tard, le patient demanda une saignée, selon l'art de guérir de Saint Hildegarde et prit du galanga, trois fois par jour 1 comprimé pendant les repas : les douleurs au cœur s'en allèrent rapidement.

Les dommages causés par la pose du cathéter, qui survenaient quotidiennement, s'estompèrent elles aussi.

Depuis les électrocardiogrammes n'inspirent plus d'inquiétude et le résultat du scanner, ne montre plus de vaisseaux bouchés.

Le patient, en accord avec son médecin spécialiste / cardiologue traitant, a arrêté tous les médicaments chimiques. Il continue seulement à prendre les comprimés de galanga. Depuis, le patient est à nouveau en bonne santé et résistant ; il n'a pratiquement plus mal.

La saignée procure une bonne fluidité du sang

Lors d'une saignée, environ 100 ml de globules blancs sont prélevés. En même temps les toxines sont éliminées des vaisseaux.

Le taux de fer dans le sang est également normalisé. Il est souvent la conséquence d'une consommation exagérée de viande et représente un risque considérable d'accident cardiaque, ainsi qu'une baisse trop brusque de la valeur hématocrite.

Les plaquettes se collent moins les unes aux autres, éliminant le risque de thrombose.

La saignée stimule la formation de sang dans la moelle et harmonise l'ensemble des globules sanguins. On devrait surtout faire une saignée véritable, dans l'esprit de Sainte Hildegarde, en cas d'anémie ou de pauvreté de sang.

LA THÉRAPIE DU JEÛNE
NETTOYAGE DE L'ÂME

« Heureux sont ceux, qui ont un cœur pur,
car ils verront Dieu »

Le cœur est encore plus vulnérable aux charges émotionnelles que les autres organes : les sentiments et les pensées qui tourmentent intérieurement font directement réagir le rythme cardiaque.

Sainte Hildegarde écrit, que « l'âme habite dans le cœur, comme dans une maison. Les pensées entrent et sortent comme par une porte ; et sont regardées comme par une fenêtre. Sa force va vers le cerveau telle une fumée de cheminée. En fait les pensées sont à l'origine de la bonté, de la sagesse mais aussi de la bêtise et de ce genre de choses, car du cœur peuvent venir aussi des mauvais pensées ».

Si on suit le raisonnement de Sainte Hildegarde, les pensées deviennent les molécules de la synthèse : « la force des pensées » monte au cerveau. Le cerveau les retient, car il pilote l'ensemble du processus d'assimilation.

Si des mauvais sucs, malodorants, s'élèvent dans l'homme, ainsi dit Sainte Hildegarde, ils envoient une sorte de gaz nocif vers le cerveau. D'ici ils parviennent par les vaisseaux aux poumons, les infestent et les gonflent.

Sainte Hildegarde recommande un jeûne dans 28 circonstances sur les 35 où l'âme se trouve opprimée ou en situations de conflits. Par un jeûne, plus que par tout autre moyen, le corps peut re-initier son organisme et lâcher ce qui l'a rendu malade : les sentiments et pensées négatifs, mais aussi des torts dont il s'accuse. C'est seulement après avoir éliminé tout ce qui a pu le bloquer auparavant (les passions et les folies) que l'homme pourra libérer les forces de son âme pour s'en guérir. Derrière chaque passion reconnue apparaît une vertu. Il est bon de reconnaître ses propres faiblesses et fautes, car ainsi nous arrivons à nous sortir du passage périlleux de la maladie pour atteindre les qualités vertueuses de la vie. Ceci est le seul chemin, la véritable « psycho-pharmacie » capable de guérir l'âme et le corps. Avec les médicaments de la famille « psychopharmacologie » au contraire, nous parvenons seulement à bloquer, mais pas à résoudre le moindre problème.

UNE PSYCHOTHÉRAPIE POUR LE CŒUR

Tous les signes l'indiquent : après la malencontreuse séparation de la religion et de la médecine, qui a réduit l'art de guérir l'âme à un corps vidé spirituellement, toute l'âme de la médecine d'autrefois a disparu. Le nouveau millénaire pourra ramener à la conscience collective, la nécessité de réconcilier le salut de l'âme avec la guérison du corps.

Cette séparation de la guérison du corps d'un côté et de l'âme de l'autre est en parfaite contradiction avec le message du Christ et a vidé, malheureusement, la vie religieuse de toute sa substance.

Pourtant, dans le christianisme, le message de guérir les malades, est omniprésent dans l'enseignement : « Jésus, ayant appelé ses douze disciples, leur donna le pouvoir de chasser les esprits impurs et de guérir toutes sortes de maladies et d'infirmités ». (Saint Matthieu 10, 1)

Sainte Hildegarde nous a laissé un message de salut, basé sur l'évangile, que nous les chrétiens avons royalement ignoré pendant les 850 ans passés.

Dans son livre psycho-thérapeutique Liber Vitae meritorum – retraduit récemment sous le titre « Guérir par la force de l'âme » malheureusement pas traduit en Français à ce jour, Sainte Hildegarde décrit 35 couches dans le subconscient, que nous pouvons comprendre comme : défauts et vertus. Chacune de ces 35 paires de forces est composée d'un facteur de risque, pouvant rendre notre âme malade, donc un de nos défauts, mais à l'opposé, étroitement en lien à une vertu un principe de défense, salutaire pour l'âme.

Elle nomme toutes ces vertus, qui englobent les valeurs ancestrales de l'humanité.

Dans les moindres détails, Sainte Hildegarde décrit les symptômes physiques avec les maladies qui correspondent tous à l'un ou l'autre de ces facteurs de risque.

Si nous regardons les symptômes du corps, et si nous essayons de comprendre leur sens profond, nous nous apercevons que derrière la maladie il y a une raison liée à l'âme. Quand cette raison ou ce principe est identifié, elle seule peut libérer le corps de son fardeau.

Sainte Hildegarde voit ces « antidotes de l'âme » comme des énergies cosmiques, qui aidées par les neufs chœurs d'anges, soutiennent l'humanité chargée de peines. Au milieu de ce centre d'énergie se trouve un cercle rayonnant de blanc qui symbolise le siège et l'origine de l'énergie divine et bienfaisante. A partir de ce point, tout se met en mouvement, accomplit la régénération et harmonise la vie.

Dans ce cercle brillant est concentrée la Viriditas, la force vitale.

« Aucun arbre ne porte ses feuilles sans cette force, aucune pierre ne manque de cette humidité de couleur verte, aucune créature n'est dépourvue de cette qualité. Même l'éternité vivante n'aurait pas de force sans cette verdure. »

La psychothérapie hildegardienne a pour but de faire prendre conscience par l'homme, en possession de tous ses moyens et selon sa personnalité, de ses forces et de ses faiblesses pour qu'il lâche prise et les accepte.

Mais à quelle source l'homme puiserait-il les énergies nécessaires à sa guérison ?

Sainte Hildegarde pense que le principe qui permet de guérir, est ancré profondément dans l'homme même.

Elle enseigne, que l'homme est une sorte de synthèse entre le ciel et la terre, il est un enfant, né de la terre mais de père céleste, donc doté de tous les moyens de guérir qui sont en lui depuis l'origine :

« O homme, regarde l'homme !
L'homme a en lui le ciel et la terre
et tout ce qui est créé,
est réuni dans son être,
profondément caché en lui »

Un véritable trésor de possibilités de guérir se trouve dans l'âme humaine.

Elle donne aussi les moyens pour y parvenir, elle propose des remèdes comme : l'épeautre, le pyrèthre, le psyllium, les amandes, les biscuits de la joie, la sauge, l'hysope et le vin trempé l'élixir d'arum tacheté ou l'élixir de violettes, qui sont tous des remèdes très efficaces contre la mélancolie et la tristesse.

Dans 27 cas précis, parmi les 35 éventualités de faiblesses de l'âme, Sainte Hildegarde indique le jeûne comme remède universel et purifiant pour l'âme.

Pour les autres huit cas, elle propose d'autres formes de purification, de nettoyage, pour stabiliser l'âme.

LA LUTTE DE LA MISÉRICORDE CONTRE LE CŒUR DE PIERRE

Sans contribution humaine, il n'y a pas de guérison pour le corps.

Les mots de pardon pénètrent bien plus profondément dans l'âme que toutes les pilules ou pommades, et sont capables de guérir les blessures les plus anciennes.

Ils peuvent éliminer des blocages, casser ces pierres. Sainte Hildegarde appelle ces mots de pardon : la force curative (*quasi medicina)* – un remède fort comme un baume fortement dosé.

Le pardon contient des très grandes forces curatives.

Beaucoup d'associations d'entraide, dans lesquelles les malades aident d'autres malades à se guérir eux même sont convaincues de la véracité de ce principe.

Les actes de pardon dans notre entourage, nous rapprochent de Dieu, car Dieu est l'origine du pardon « soyez miséricordieux, comme votre Père aussi miséricordieux » (Saint Luc 6, 36)

Le pardon est confronté à la dureté de cœur qui a son origine dans la recherche du plaisir. Quand les hommes sont lassés de leurs incessantes recherches du plaisir, ils commencent à ressentir du dégoût et leur tête s'endurcit.

La « dureté de cœur » peut entraîner une artériosclérose. Quand l'homme s'endurcit, son « intérieur » sèche et des fissures et cassures apparaissent. Les vaisseaux et organes peuvent éclater. Les vaisseaux se bouchent maintenant avec les dépôts de « crasse ». En premier, arrivent les scléroses du cerveau, puis du cœur et des organes internes. Sainte Hildegarde décrit dans sa psychothérapie, « l'endurcissement de l'âme » qui en est la cause.

« Je voyais un puits sec de grande profondeur : au fond la poix bouillait. Une large fente était ouverte en bas et une fumée ardente en sortait. D'innombrables vers rougeoyants y grouillaient. De nombreuses pointes de clous, toutes aussi ardentes, montaient dans cette fumée et le vent les lançait de ci et de là. Au fond du puits, étaient accroupies les âmes de ceux, qui dans leur vie terrestre, exerçaient leur domination d'un cœur de pierre sans la moindre miséricorde, sur d'autres hommes.

De là, elles avaient peur de glisser à tout moment dans la fente et de tomber dans le feu. Elles devaient supporter de nombreux supplices : la fumée, les vers, les clous... Ces pauvres âmes étaient assises là, au fond du puits rempli de poix et de feu, tremblantes de peur du feu, car elles avaient été, dans leur passé, sans la moindre miséricorde pour leurs semblables.

Contre ce feu dévorant, luttent la sympathie et la miséricorde :

« Toi, être pétrifié, qu'est-ce que tu racontes ? Les fleurs des herbes médicinales et d'autres plantes encore, offrent une senteur agréable. La pierre précieuse envoie ses reflets sur les autres pierres et toute la création aspire à l'affection et à l'amour. Toute la création est au service de l'homme : elle lui offre en cadeau le meilleur d'elle même, sans rien attendre en retour, car telle est la volonté de Dieu.

Mais toi, tu ne mérites même pas que l'on te regarde comme un homme, car tu lances un regard cruel et impitoyable. Une fumée amère et mordante, noire de méchanceté sort de toi.

Mais moi, je suis une plante, douce et bienfaisante pour tous, remplie de la force verte, (*viriditas*) faite d'air pur et de rosée. Mon cœur est plein d'amour pour ceux qui ont besoin de mon secours ; je leur offre mon aide.

Je suis là depuis l'origine de la vie, depuis le Commencement, depuis que les mots « Que la terre soit ! » ont mis en mouvement la création au service de toute l'humanité

Mais toi, tu t'es exclu. Mes yeux voient tout ce qui est nécessaire à la vie et je me sens responsable de tout ce qui m'entoure. J'aide tous les misérables à retrouver la santé, car je suis pour eux un baume doux.. Ma compassion est véritable mais toi, tu n'es qu'une fumée amère et mordante »

La psychothérapie de la dureté de cœur

Sainte Hildegarde recommande à tous ceux qui sont durs de cœur, un jeûne sévère et ne permet rien de solide.

Seule la boisson est autorisée.

Elle ordonne un intense traitement physique, comme le sauna avec des massages sur la peau sèche avec des brosses dures, ou des flagellations avec des branchettes de bouleau.

L'« oblivio » – cause des maladies du cœur et de la circulation.

Dans ses visions, Sainte Hildegarde, prévoyait un temps, qu'elle appelle « oblivio », un état dans une époque d'oubli profond de Dieu et de la nature.

Les hommes s'éloignaient tellement de leur origine, qu'ils oubliaient les puissances naturelles du salut ainsi que Dieu comme source de toutes les forces capables de guérir.

Jusqu'où peut aller cet état d'obscurantisme spirituel ? Un journal fait son gros titre ainsi : « La médecine selon Hildegarde : Mystique, guérisons par les plantes comme base de croyance et recommandations ridicules et dangereuses »... ! !

Dans l'art de guérir selon Sainte Hildegarde et tel que nous l'appliquons aujourd'hui, l'intervention de Dieu dans le processus de guérison est une nécessité incontournable. La rencontre du patient avec Dieu devient une condition préalable avant tout traitement, car le principe guérissant dans l'être humain est son créateur lui même.

Est-ce qu'un manque de relation personnelle avec Dieu serait l'explication due au fait, que nous obtenions si peu de vraies guérisons de nos jours ?

Ce que nous constatons aujourd'hui, ne sont souvent que des déplacements de symptômes.

Ce n'est pas uniquement dans le domaine des guérisons de la maladie que nous rencontrons beaucoup de personnes qui vivent de plus en plus éloignées de Dieu, mais aussi dans tous les autres champs d'activités de la vie courante.

Les nombreux échecs et frustrations n'auraient-ils pas la même cause ?

Sainte Hildegarde voit dans son ouvrage « Scivias » la Sainteté comme un être à trois têtes, avec une épée et une grande croix sur la poitrine. Une armée « de ceux qui ont oublié Dieu » s'aligne contre elle. Ceux ci prennent la forme d'hommes : ils ont effacé leur Dieu de leur vie et s'en arrangent égoïstement en pensées et en actions. Ils s'imaginent pouvoir gérer le monde par leurs propres moyens et ont le cœur dur, ils poursuivent leur plan sur le dos d'autrui.

« Tu vois que l'absence de Dieu chez l'homme lui donne une impression de facilité. L'humain qui devient tiède dans son service pour Dieu et pour la vie, agit comme s'il ne connaissait plus Dieu finit par l'abandonner. Il ne désire plus Dieu, car il est trop occupé par ses propres objectifs, suggérés par un murmure au fond de lui. »

Cet « oubli de Dieu » est combattu par la Sainteté. La « Sainteté » se met entièrement au service de Dieu, œuvre inlassablement pour accomplir Ses plans et demande en priant Sa généreuse aide pour tout ce dont elle a besoin :

« Te rappelles-tu de ton Créateur ? Sais-tu qui t'a créé et donné la vie ? Dieu seul ! Pourquoi ne veux-tu pas comprendre que Dieu est à l'origine de toute création ? Que tu ne t'es pas fait tout seul ? J'appelle mon Dieu, je lui demande tout ce qui est nécessaire à la vie... Dieu seul offre nourriture, et vêtements en abondance.

Tout le monde observe toute chose pousser, grandir et mûrir dans la nature mais ignore comment.

Peu nombreux sont ceux qui savent que toute vie vient de Dieu... Je serrerai la ceinture de la modestie et m'attarderai devant la beauté et la splendeur de la création : car je me place sous la bannière du royaume de Dieu, du Seigneur qui est mon guide dans le combat pour mon roi par qui Dieu accomplit ses œuvres ».

Dans son livre d'enseignement *Causae et Curae* Sainte Hildegarde décrit déjà, comment naît cet oubli chez l'homme et comment on peut le traiter : « Parfois les mauvais sucs génèrent leur fumée, qui monte jusqu'au cerveau qu'elle empoisonne, le rendent insensé, oublieux et le vide de sens ».

Comme thérapie elle conseille : « Un homme qui est oublieux contre sa volonté, qu'il prenne l'ortie, la broie pour obtenir une bouillie et la mélange avec de l'huile d'olive. Avant d'aller se coucher, il en frottera sur sa poitrine puis sur ses tempes et il oubliera moins »

L'huile à l'ortie agira sur les vaisseaux contractés dans la poitrine et les tempes et les stimulera.

Sainte Hildegarde donne en plus des directives pour une nouvelle orientation de l'esprit :

« Les hommes, qui ont poussé Dieu dans l'oubli, et qui désirent réellement chasser les mauvais esprits qui l'ont conduit à oublier leur Créateur, doivent aimer Dieu et vénérer sa création, s'ils veulent ressentir à nouveau leur propre cœur.

S'ils désirent échapper à la punition, éviter la maladie, ils doivent se retirer quelque temps dans la solitude.

Comme le Christ qui lui-même a jeûné, ils doivent jeûner eux aussi, porter des vêtements simples et rugueux pour aguerrir leur corps »

Les soucis pour les biens terrestres brisent le cœur

Sainte Hildegarde voit « les soucis pour les biens terrestres » ayant pris corps d'une personne. Elle les regarde s'accroupir dans un fût vide, pendant l'obscurité de la nuit et, elle l'entend parler ainsi :

« Quel souci est plus important que de s'inquiéter pour sa vie quotidienne ? Comment poussent les céréales, les arbres fruitiers, les vignes et tous les aliments indispensables à l'homme pour rester en vie, sinon par mon travail ?

Je mourrais, si je devais sans relâche, battre ma coulpe en gémissant et prier Dieu à genoux !.

Cela ne me ferait ni manger ni m'habiller. Même si je prenais d'assaut le ciel entier et si je mendiais ma nourriture auprès du soleil, de la lune et des étoiles cela ne me servirait à rien.

Je veux mettre tout en œuvre, pour survivre dans ce monde, par mes propres moyens. »

Les compagnies d'assurances, votre caisse d'assurance maladie, les soins médicaux et la consommation pharmaceutique, selon ce point de vue, sont tous dirigés par des considérations matérielles.

Les inquiétudes pour le quotidien préoccupent les hommes à tel point, qu'ils en oublient généralement toutes les autres alternatives, celles que nous pouvons appeler « célestes ».

La peur de manquer de biens terrestres ou de ne pas être à la mode, va de pair avec « l'inconstance ». Ce qui lutte précisément contre ces peurs, c'est le désir du ciel.

Ce désir du ciel est entièrement orienté vers l'amour de Dieu :

« Oh, voleur d'âmes, que dis-tu là ? Ton esprit est imposture, tu cherches à tromper car tu ne fais pas confiance à Dieu malgré le soin qu'Il prend de chacun.

Comme le corps ne peut vivre sans son âme, aucun fruit ne mûrit sans la grâce de Dieu

Ma véritable patrie est dans le ciel et je vis en harmonie avec toutes les créatures sur la terre, car je suis la vraie vie et par mes gestes et actions je donne la force vitale.

Je suis capable de voler avec des ailes au-delà des étoiles autour de la terre pour accomplir le désir de Dieu en toute justice.

Je monte sur la montagne de Béthel, d'où je contemple les œuvres de Dieu en Sa présence.

Je ne cherche, ni ne désire autre chose que mon salut et celui de toute l'humanité.

Je suis le son de la harpe et de la cithare donnant voix à la bonté de Dieu. Je suis en totale adoration devant Lui. »

L'origine de la dureté du cœur et les maladies qui en découlent

Sainte Hildegarde voit dans ses visions, que la dureté de cœur découle d'un comportement inspiré par des mauvais esprits. Ces mauvais esprits ou même « esprits diaboliques » peuvent déclencher / donner par la mode, l'environnement, l'entourage et les médias, ce cœur de marbre.

« Je vis dans la foule encore d'autres esprits et les entendis crier avec beaucoup de fracas : “Qui est donc ce Dieu, qui nous impose tant de discordes ?" Ces puissances-là endurcissent le cœur des hommes et les poussent à devenir durs aussi bien dans leurs esprits que dans leurs comportements. »

Dans les âmes des personnes au cœur dur règne l'obscurité. Leurs sombres pensées se minéralisent et font des dépôts de crasse et de toxines, qui sclérosent les vaisseaux et les organes :

« Je vois cette obscurité, dans laquelle brûlaient la poix et le souffre. C'est là où sont torturées les âmes humaines, celles qui, pendant leur vie, se sont adonnées à l'opiniâtreté.

Elles s'étaient fermées à Dieu et doivent maintenant brûler au feu dans cette nuit noire, enduites de poix elles ne possèdent plus aucune vertu.

Le souffre les fait souffrir et les empoisonne, car elles ont refusé toute bonté de cœur.

Maintenant, ne pouvant plus prier Dieu, elles poussent des cris déchirants. »

Contre ce « cœur de pierre » lutte « la bonté du cœur ». Sainte Hildegarde l'appelle *compunction cordis* (le battement du cœur). Quand nous sentons, entendons battre notre cœur, notre bonne conscience se manifeste et signale que le début d'endurcissement du cœur peut encore être adouci par nos larmes, par notre demande de pardon et notre profond repentir.

Le repentir déclenche un processus de nettoyage profond et conduit vers le début de la guérison dans l'ensemble du traitement cardiaque.

« Qu'est-ce que tu t'imagines, toi qui as un cœur de marbre, toi, un être rempli d'amertume quand tu penses qu'aucun effort est nécessaire ? Même un oiseau, poisson, animal sauvage, ver de terre ou un reptile se donne du mal sur cette terre pour subvenir à son existence.

Les jeunes réclament de la nourriture à leurs parents, et la terre sollicite sa force vitale à l'air.

Mais moi, je bois de la rosée du matin comme la bénédiction divine et Lui offre un sourire sous mes larmes, le cœur en pénitence et je crie : « Seigneur Dieu, aides moi » ! Au son des harpes célestes, les anges me répondent en louant Dieu, quand je l'appelle. Ainsi l'aurore radieuse de sa grâce m'éclaire et il me donne le pain de ce jour, car je Lui demande de ne pas m'abandonner. Toi, par contre, tu ne recevras rien, car tu ne demandes rien »

Le trentième paire de forces défauts-vertus concerne le cœur directement : *discordia* (la discorde) – *concordia* (la concorde – l'unité d'esprit). La dissonance, la discorde, les disputes et les querelles nuisent gravement au cœur.

La dissonance est même diabolique. Partout où les hommes se distancient fanatiquement des autres, s'excommunient ou se disputent, nous sommes en présence des forces diaboliques. Elles conduisent à la séparation, à la terreur, aux meurtres, et à toutes les horreurs.

La disharmonie parle

« Je fais tourner en rond les nobles et les serviteurs, riches et pauvres comme une roue. Si je n'aidais qu'une seule personne, la création m'ennuierait. Je fais ce qui me plait et que chacun en fasse autant.

C'est ainsi que je fais dans tout l'univers, l'Est garde tout pour lui, et le Sud de même ».

L'harmonie lutte contre la disharmonie

« Laideur que tu es, quelle bêtise dis-tu là ? Pourrais-tu détruire le ciel et tout ce qu'il contient ? Tu ne peux que créer des disputes et des querelles.

Malgré tout, tu ne blesses personne.

Maintenant tu veux prendre d'assaut le ciel, le soleil, la lune et les étoiles pour les détruire ? Non, jamais ! Une étincelle du soleil suffirait à t'anéantir. Tu es déjà en train de retomber en enfer d'où tu viens. Tu n'es capable à rien de plus, que de contempler la création. Comme un bœuf sert son maître, toi-aussi, tu dois servir ton Créateur »

La concorde est un excellent remède pour le cœur. Elle nous invite à vivre harmonieusement ensemble, malgré toutes nos différences.

Une psychothérapie contre la discorde

Afin de libérer l'âme de la discordance, disputes et querelles, Sainte Hildegarde recommande de renoncer au confort, à la vie facile et d'essayer de suivre un mode de vie simple. Les hommes ayant souffert de la discorde, doivent se soumettre à un jeûne pour se purifier et aguerrir leur corps par des épreuves sévères.

« Car vous êtes tous fils de Dieu, par la foi dans le Christ Jésus. Vous tous, en effet, baptisés dans le Christ, vous avez revêtu le Christ : il n'y a ni Juif, ni Grec, il n'y a ni esclave ni homme libre, il n'y a ni homme, ni femme, car tous vous ne faites qu'un dans le Christ Jésus. Mais si vous appartenez au Christ, vous êtes donc la descendance d'Abraham, héritiers selon la promesse. » (Galates 3 24-29)

Beaucoup trop longtemps, les chrétiens se sont disputés entre eux, s'excommuniant mutuellement, et ont ainsi défiguré le Christianisme.

Le vrai chrétien est reconnaissable à sa capacité d'unir les antagonistes, de tendre la main à celui qui semble différent et d'apaiser les conflits.

« afin que eux aussi soient en nous et que le monde croie que c'est toi qui m'as envoyé. Je leur ai donné la gloire que tu m'as donnée, afin qu'ils soient un, comme nous sommes un : moi en eux, et toi en moi, afin qu'ils soient parfaits dans l'unité, et que le monde connaisse que c'est toi qui m'as envoyé, et que tu les as aimés comme tu m'as aimé ». (Saint Jean, 17, 21-23)

C'est notre challenge, le plus grand défi de notre vie, et nous devons nous y mettre au plus vite.

LEXIQUE « CŒUR ET CIRCULATION »

Angine de poitrine (angina pectoris ou angor) : douleur au cœur due à la mauvaise irrigation du cœur, des maladies coronaires. La crise peut se produire quand le muscle cardiaque (le myocarde) n'est pas suffisamment alimenté en sang pour effectuer sa tache, comme par exemple lors d'un grand effort physique, d'un stress émotionnel, d'une chute extrême de température. Elle est un signal d'alerte et prévient d'un très probable infarctus cardiaque.

L'Artériosclérose : est déclenchée par le dépôt de cholestérol, de matière cellulaire morte, de calcium et de fibrine qui forment un bouchon (caillot). Il se colle et se dépose en forme de plaque contre une paroi à l'intérieur d'une artère. Les causes principales pour la formation de telles plaques sont :

– petits saignements de lésions au niveau de ces dépôts

– formation de bouchons (thromboses) en surface des ces plaques

– durcissement de l'âme.

Quand l'artère est bloquée, le déclenchement d'un infarctus cardiaque ou cérébral peut être la conséquence.

L'artériosclérose représente un processus très lent qui peut commencer dès la jeunesse. On suppose, que l'artériosclérose est due à un défaut de la paroi d'une artère. Celui-ci peut se produire à la suite de :

– d'un niveau de cholestérol ou de triglycéride élevé

– d'une tension élevée

– fumer

– médicaments chimiques détériorant les parois des artères comme par exemple les inhibiteurs ACE et les comprimés diurétiques (drainage)

La circulation du sang : est assurée dans l'ensemble du corps par un ensemble de conduits élastiques, les vaisseaux, dans lequel circule le sang. Ainsi l'oxygène et les éléments nutritifs sont acheminés vers les muscles et organes partout dans le corps (à travers des artères, artérioles et capillaires), puis il est reconduit vers le cœur par les veines et veinules. Si on plaçait tous ces vaisseaux du corps humain bout à bout, on obtiendrait une longueur totale d'environ 100 000 km – plus que le double de la circonférence de notre globe terrestre.

Le cholestérol : est une substance lipidique (grasse) que notre corps fabrique lui-même par le foie (1g / jour). Il sert de base pour en synthétiser certains hormones, comme les hormones sexuels ainsi que l'acide biliaire. Aussi est-il l'élément essentiel de construction pour les membranes cellulaires. Un taux trop élevé de cholestérol dans le sang, conduit à l'artériosclérose qui entraîne l'infarctus cardiaque ou cérébrale. Le cholestérol n'est pas soluble dans le sang et ne peut être véhiculé qu'en forme d'association lipidique : HDL = *high density lipoprotein* – une association de lipide et de protéine de haute densité, qui représente une bonne fluidité et qu'on estime comme « bon cholestérol ». Quand on parle de mauvais cholestérol, il est question de la même association, mais qualifié LDL = *low density lipoprotein* – lipoprotéines de basse densité sous forme plutôt visqueuse. Cet LDL est le composant majeur du sang et peut, si son niveau est élevé, former des plaques et ainsi provoquer l'artériosclérose. Quand un bouchon (thrombose) bloque la irrigation ou le pompage du cœur, un infarctus cardiaque en est la conséquence. Quand ce bouchon interrompe l'irrigation du cerveau, un infarctus cérébral s'en suit. Le HDL, le bon cholestérol est capable de dissoudre les plaques déjà formées et ainsi réduire le risque d'une attaque.

Les malades souffrant d'un haut niveau de cholestérol, devraient préférer des protéines végétales, en provenance de l'épeautre ou d'haricots. En revanche, il faudrait mieux réduire fortement la consommation de protéines animales comme les viandes grasses, fromages, œufs et produits laitiers.

Infarctus cérébral (transport au cerveau – apoplexie) : il se produit généralement quelques heures après une forte émotion. Dans le foie, la bile déborde, acidifie le sang et fait figer les globules sanguines. Ainsi une « ischémie », une diminution des apports sanguins artériels au cerveau, est le plus fréquemment la conséquence. Aussi la sur-acidification des tissus organiques conduit à des inflammations et destructions des cellules, qui sont également cause d'infarctus cardiaque ou cérébral.

Le cœur : est un muscle creux, de la taille environ d'une poignée de main, avec une cloison étanche, qui divise le cœur en deux moitiés. Des impulsions électriques excitent le muscle à se contracter (à battre). Chaque jour le cœur bat environ 100 000 fois et pompe à peu près 8 000 litres de sang à travers tout le corps. En 70 ans, le cœur a fait en moyen 2,5 milliards de pulsations.

L'infarctus cardiaque : On l'appelle aussi l'infarctus du myocarde. Il se produit quand l'alimentation en sang pour irriguer le cœur est interrompue, par exemple par une obstruction d'une artère coronaire ou une artère bouchée par une artériosclérose. Aussi la sur-acidification du sang conduit à une diminution ou arrêt de la circulation artérielle (Ischémie) du muscle cardiaque. Une autre cause d'infarctus peut être un bouchon formé de sang coagulé (un thrombus) qui finit par boucher un vaisseau. Un infarctus du myocarde détruit une grande partie du muscle cardiaque et entraîne, dans le cas le plus grave, la mort par arrêt cardiaque.

Troubles du rythme cardiaque : se produisent quand le cœur ne travaille pas correctement. Le travail normal du cœur commence dans l'auriculaire droit : le nœud sinusal (il fonctionne comme un stimulateur cardiaque) émet des impulsions électriques, spontanées et régulières. Il les envoie à travers l'oreillette droite en direction du nœud « atrio-ventriculaire » situé dans le ventricule droit, constitué de fibres, qui conduisent ces excitations dans toutes les parties du cœur. Quand ce signal électrique traverse le cœur, celui-ci se contracte (normalement 60 à 80 fois par minute). Chacune de ces contractions représente un battement de cœur. Un mauvais fonctionnement entraîne des troubles :

– quand le nœud sinusal se dérègle et émet des impulsions irrégulières

– quand les conducteurs normaux (fibres) sont interrompus

– quand un autre tissu cardiaque prend la fonction « stimulateur cardiaque » du nœud sinusal

Les troubles du rythme cardiaque sont connus comme : La bradycardie, le ralentissement des battement du cœur avec fatigue, vertiges et écœurement ; La tachycardie, une accélération des pulsations avec vertiges, mal au cœur et troubles de la circulation du sang.

Ischémie : Diminution ou arrêt de la circulation artérielle dans une région plus ou moins étendue d'un organe ou d'un tissu. Elle est provoquée par une sur acidification du sang : en suite d'une excitation nerveuse, le plus souvent par un (bouleversement) de l'âme, le foie secrète un excès de bile qui à son tour acidifie le sang. Les globules sanguins se figent et coulent plus lentement dans les artères.

Les facteurs de risques

On distingue entre facteurs de risques « inévitables » pour les maladies du cœur et de la circulation du sang :

– les antécédents familiaux (enfants dont déjà la mère et le père souffraient de maladies du cœur et de la circulation du sang)

– le diabète sucré (environ 80 % des malades du diabète décèdent d'une maladie cardio-vasculaire)

– le sexe : (les hommes en général ont un risque supérieur à celui des femmes, de mourir un jour d'une maladie du cœur ou de la circulation du sang)

– l'âge (quatre sur cinq personnes, victimes d'un infarctus cardiaque, ont dépassé les 65 ans

Et les facteurs de risques « évitables »

– le tabac (fumeurs subissent deux fois plus d'infarctus que les non-fumeurs.

Un fumeur, à la suite d'un infarctus, décédera avec une plus grande probabilité dans les deux heures qu'un non-fumeur)

– un niveau élevé de cholestérol (la cause de l'artériosclérose) peut être influencé, pour une moindre partie, par une alimentation adéquate mais pour une grande partie, par la diminution du stress : la prière, la méditation, les promenades reposantes.

– une pression du sang élevée (hypertension) augmente la charge de travail du cœur qui fait dilater le muscle cardiaque et le fatigue progressivement. En même temps le risque de subir un infarctus cardiaque ou cérébral, une maladie des reins, augmente considérablement.

– le manque d'activité physique (même faible activité sportive mais régulière, réduit le risque d'infarctus).

– la surcharge pondérale (obésité) peut favoriser d'autres facteurs de risques tels que l'hypertension, le diabète, ou le cholestérol, qui à leur tour représentent un risque dramatique d'infarctus cardiaque.

– le stress et le désarroi de l'âme, comme la colère, la haine et la frustration exposent au risque de maladies du cœur. (Le foie est stimulé à secréter de plus en plus de bile qui sur-acidifie le sang, « congèle » les plaquettes sanguines qui ont de plus en plus de difficultés à circuler et irriguer l'ensemble des tissus du corps. Les tissus par contre, absorbent l'acidité et s'enflamment pour mourir petit à petit. Ces lésions, notamment sur le muscle du cœur entraînent l'infarctus cardiaque. De la même façon, les tissus du cerveau, endommagés par l'irrigation d'un sang trop acide, meurent et déclenchent l'infarctus cérébral.

BIBLIOGRAPHIE

Œuvres de Sainte Hildegarde

« Scivias » paru aux éditions Otto Müller Verlag, Salzburg.

« Liber Vitae Meritorum » (LVM) traduit en allemand et paru aux éditions Otto Müller Verlag, Salzburg *(Le monde et l'homme).*

« Liber Divinorum Operum » (LDO) traduit en allemand et paru aux éditions Otto Müller Verlag – Salzburg.

« Causae et Curae » (CC) en latin, nouvelle impression de la Baseler Hildegard Gesellschaft. Traduit en allemand et paru aux éditions Haug Verlag, Heidelberg : « Ursachen und Behandlung der Krankheiten » *(Origines et traitement des maladies).*

« Physica » en latin et paru aux éditions Baseler Hildegard Gesellschaft.Traduit en allemand et paru aux éditions Baseler Hildegard Gesellschaft. « Heilmittel » (Remèdes).

Sainte Hildegarde : « Correspondance avec Wibert de Gembloux » Walburga Storch, Édition Pattloch.

Livres pour la santé d'après les écrits de Sainte Hildegarde.

La santé entre Ciel et Terre, D. Maurin, Édition Jouvence.

Toute la science médicale de Sainte Hildegarde, Dr. Wighard Strehlow, Édition Médicis.

Manuel de la médecine de Sainte Hildegarde, Drs Strehlow et Hertzka, Édition Résiac.

Voilà comment Dieu guérit, Dr. Hertzka, Édition du Parvis.

Les Pierres qui guérissent selon Sainte Hildegarde, M. Gienger, Éditions Trédaniel.

Prévention et guérison des maladies, Dr. Strehlow, Éditions Dangles.

Les recettes de la joie, J. Fournier Rosset, nouvelle édition, Édition Téqui.
Les secrets de la cuisine de Saint Hildegarde, Dr. Herska, Éditions Résiac.
Santé et Sérénité (suite des recettes de la joie) J. Fournier Rosset, édité en 2003, Éditions Téqui.
Les maladies de l'appareil digestif, Dr. Strehlow, Éditions Les Jardins d'Hildegarde.

Livres écrits par Sainte Hildegarde et traduits en français

Le Livre des Subtilités des Créatures Divines, Les plantes, les éléments, les pierres, les métaux. Hildgarde de Bingen, Physica, tome 1, Éditions Millon.
Le Livre des Subtilités des créatures divines, Les arbres, les poissons, les oiseaux, les animaux, Hildegarde de Bingen, Physica, tome 2, Éditions Million.
Le Livre des Œuvres Divines, Hildegarde de Bingen, Éditions Albin Michel.
Les Causes et les Remèdes, Hildegarde de Bingen, Éditions Million.
L'écrit majeur spirituel de Sainte Hildegarde.
« Scivias » connait les voies du Seigneur Éditions Le Cerf

Pour découvrir l'œuvre de Sainte Hildegarde

Sainte Hildegarde de Bingen présentée dans la collection de Dieu est Amour, N° 151, nouvelle édition, 2001, Éditions Téqui.
Hildegarde, une vie, une œuvre, un art de guérir en âme et en corps, E. Breindl, Éditions Dangles.
Hildegarde, une conscience inspirée du XIIe siècle, sa vie, ses œuvres, R. Pernoud, Éditions du Rocher.

Sources d'approvisionnement et adresses utiles

Utilisez uniquement des préparations, des herbes médicinales, épices et produits pour lesquels vous avez la certitude, qu'ils sont produits, transformés et emballés et distribués, dans conditions correspondantes à l'esprit de Sainte Hildegarde.

En France :

Les produits conseillés dans ce livre sont disponibles dans de nombreux magasins spécialisés en produits biologiques et dans certaines grandes surfaces. En cas de nécessité, détaillants et commerçant pourront s'approvisionner aux adresses ci-dessous.

Vente par correspondance

L'ensemble des produits recommandés par Sainte Hildegarde :

Livres, céréales, préparations, plantes, élixirs, pierres...
Envoi gratuit du catalogue sur simple demande.
Les Jardins d'Hildegarde
La Chapelle St. Sanctin, Tél : 01 34 94 77 25
788770 Auteuil Le Roi, Fax : 01 34 94 77 24
www. lesjardinsdhildegarde.com

Vente en libre service de produits biologiques, rayon Sainte Hildegarde

Bio Saint Germain
30, Boulevard Saint Germain
75005 Paris. Tél : 01 44 07 34 84

Vente de grand épeautre :
Ferme Bingert
14, Rue des Bergers
67150 E rstein. Tél : 03 88 98 84 64
(Il est toujours recommandé, de bien vérifier auprès du producteur, que le grand épeautre proposé n'est pas hybridé).

Élixirs, épeautre, plantes...
Mr et Mme Decroix
16480 Saint Laurent des Combes. Tél : 05 45 60 23 49

Association « Sainte Hildegarde Aujourd'hui »
3, chemin de la Haie Barderie – Chicheray –
41100 Pezou. Tél/Fax :02 54 23 69 20

Allemagne :

Centre « Hildegarde ». Lac de Constance
Strandweg,1. Tél : 00 49 75 33 74 33
78476 Allensbach. Fax : 00 49 75 33 74 79

Produits préconisés par Sainte Hildegarde en général :

Jura-Naturheilmittel KG, Wolfgang Gollwitzer,
Nestgasse 2-6. Tél : 07531 31487
78464 Konstanz, Fax 07531 33403

Autriche

Bund der Freunde Hildegards Helmut Posch,
Weinbergweg
A-4800 St. Georgen / Attg. Tél : 07667 8131-0

Suisse

Hildegard Vertriebs AG
Aeschenvorstadt 24. CH – 4010 Basel, Tél : 061 2799151

Aux États-Unis

International Society of Hildegard von Bingen Studies
Prof. John Felice,
11, Pemberton Street
Cambridge – MA 02140 USA

INDEX

Les plus importants remèdes et méthodes de guérir

Achevé d'imprimer le 19 janvier 2015
sur les presses de
La Manufacture - Imprimeur – 52200 Langres
Tél. : (33) 325 845 892

N° imprimeur : 150019 - Dépôt légal : avril 2010
Imprimé en France